養生醋自己泡

素人天然食研究會◎著
中醫師 王玫君◎審訂

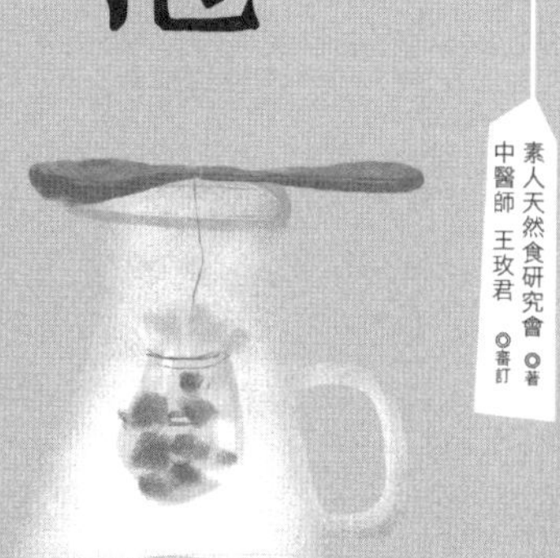

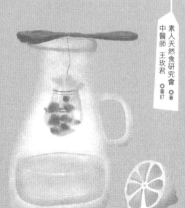

推薦序

醋，一名苦酒，性味酸溫。在中醫發展史上，醋被大量使用於炮製中藥材，最早可追溯至秦漢時期，如東漢張仲景所著《傷寒論》*1中治蛔蟲的「烏梅丸」就是用醋漬烏梅；而治「咽中傷，生瘡」的「苦酒湯」則是將藥物置於醋中煎煮；同作者的另一著作《金匱要略》中治「黃汗」的「黃耆桂枝芍藥苦酒湯」則是用水稀釋醋來煎煮藥物。歷代關於用醋炮製中藥的作用各有論述，如《本草蒙筌》*2：「凡藥製造……用醋注肝經且資住痛」；《珍珠囊藥性賦》*3：「芫花本利水，非醋不能通」；《本草匯言》*4：「凡諸藥宜入肝著，須以醋拌製，應病如神」；《醫學入門》*5：「諸石火煆紅，入醋能為末」。歷代用醋炮製中藥的內容非常豐富，經由現代實驗研究，其原理也多得到印證。總結用醋炮製中藥的作用及其代表藥物概述如下：

・引藥入肝，增強活血止痛作用：用醋炮製後增強了疏肝解鬱及理氣止痛的效果，代表藥物有柴胡、香附、三棱、莪朮等。

- 降低毒性，緩和藥性：醋製峻下逐水藥，不僅可增強利水利用，而且還可降低毒性，如甘遂、芫花、商陸等。
- 矯臭矯味：醋能除去藥物的腥羶味，達到矯臭矯味的作用，代表藥如乳香、沒藥、五靈脂等。
- 疏鬆藥物，利於煎煮：一些動物、貝殼、礦物類藥物，經醋淬製後，質地疏鬆易碎，如鱉甲、自然銅等。
- 增加藥物有效成分的溶出：例如黃芩用米醋浸，實際上是用醋作溶劑，使黃芩經醋水解，提取黃芩苷。另外像延胡索所含的游離生物鹼難溶於水，經醋炮製後，生物鹼和醋酸結合生成可溶性的醋酸鹽，易煎出有效成分。

除了用來炮製藥物，醋本身也有許多醫療上的功效，茲摘錄部分本草書籍對醋的記載如下，《本草備要》歸納醋的功效和主治：「散瘀解毒，下氣消食，開胃氣，散水氣。」「治心腹血氣痛（磨木香服）；產後血暈

（以火淬醋，使聞其氣）；癥結痰癖、疸黃癰腫（外科敷藥多用之）；口舌生瘡（含漱）；損傷積血（麵和塗，能散之）；穀魚肉菜蕈諸蟲毒」。《本草拾遺》記載：「破血暈，除癥塊堅積，消食，殺蟲，破結氣，心中酸水痰飲」。《隨息居飲食譜》所提到的功效和現代對醋的部分認知已很接近：「開胃，養肝，強筋，暖骨，醒酒，消食，下氣辟邪，解魚蟹鱗介諸毒」。應用在現代生活中，確有其妙用，例如過食魚腥、生冷瓜果菜類，造成消化不良，可以將生薑搗爛，和米醋調服；或是因為吃了生猛海鮮、蝦蟹魚貝等造成皮膚過敏者，可以用醋加生薑煮開，酌加冰糖溫服，有止搔癢、退皮疹、袪風解毒的功效。醋還可以拿來預防感冒：關閉門窗，取適量醋（每立方公尺空間約用五～十毫升），用一～二倍清水稀釋後加熱薰蒸，每次一小時，每日或隔日一次，連續進行三～六天。另外，不得已需要應酬喝酒時，如果同時攝入含醋飲品，可減少胃腸道的酒精濃度，並抑制血中酒精濃度的上升。

在全球流行養生保健風潮中，醋也一躍成為時尚保健飲品，全球各地有各式不同風味的醋飲品，例如日本就有許多種類的醋，最有名的是壽司醋，用於製做壽司；梅醋則是由梅子釀成，用於涼拌海藻等菜；還有氨基酸含量豐富的馬鈴薯醋；以及可以改善血液循環、降低血脂、抑制血壓上升的洋蔥醋。義大利則是用葡萄經去皮、榨汁、熬煮、濃縮後，放進橡木桶中進行多年陳釀，釀造出全世界聞名的「巴沙米克醋」。這種醋有益於消化系統，可以用來搭配肉、魚、主食，也可以拿來搭配甜品。英國和德國則有由麥芽釀而成的麥芽醋，其特點是具有較濃的檸檬味，主要用於醃製酸黃瓜等蔬菜，或用作調味汁。此外，含氨基酸、維生素和礦物質豐富的蘋果醋，在許多地方都大受歡迎，既可作為調味品，又可稀釋作為飲品。

在全球流行醋養生的同時，世界各地都有一些針對醋的保健功效來進行的實驗研究，例如日本學者發現將魚粉用水加醋煮沸比只用水煮沸能溶出更多的鈣；另外，食用醋溶液所煮的貝類菜餚和用清水煮的貝類菜餚相比，其鈣的攝取量會增加，證實食醋有促進食物中鈣溶出及促進人體增加吸收鈣的作用。同樣是日本的實驗，證實服用黑醋可以降低血中總膽固醇、中性脂肪，並可使血糖值及血液黏度降低；另有動物實驗發現，日本黑醋可改善部分過氧化玉米油導致的肝臟障礙，降低血中的過氧化脂質，有預防老化的作用；而用薏苡仁製的食醋有抑制大白鼠腫瘤的功效。德國的研究則是認為，葡萄醋可以促進消化液的分泌，進而促進腸的蠕動，使排便正常，改善便秘；歐洲臨床營養期刊則指出，醋酸可抑制腸道醣類消化的活性，飯後喝醋可以減少糖的吸收，進而降低飯後血糖值與胰島素分泌，較具飽足感。

醋還有許多大家耳熟能詳的保健功用，像是消除疲勞、防治糖尿病、防治脂肪肝等，都將在本書中加以介紹。此外，本書有專章介紹各式各樣兼具保健養生功效的醋，還有各種美味的醋飲料的製作方式。

準備好迎接無齡感的年代了嗎？大家一起來吃醋吧！

中醫師　王玫君

＊註1：《傷寒論》，東漢張仲景所著，是中國第一部理法方藥皆備、理論聯繫實際的中醫臨床著作。此書被認為是漢醫學之內科學經典，奠定了中醫學的基礎。因為歷史因素，本書原貌不復可見，後世分成《傷寒論》與《金匱要略》兩書，分別流通。

＊註2：《本草蒙筌》，藥學著作。十二卷。明•陳嘉謨撰。刊於一五二五年。卷首有歷代名醫圖，並總論藥性。卷一～十二分為草、木、穀、菜、果、石、獸、禽、蟲魚及人部等十部，載葯七四二種。

＊註3：《珍珠囊藥性賦》，藥學著作，原題李杲編輯。以其深受眾多醫家喜愛，故版本較多、流傳較廣，適用於初學藥性者。（李杲，字明之，晚年自號東垣老人，生於一一八〇年，卒於一二五一年。他是中國醫學史上「金元四大家」之一，是中醫「脾胃學說」的創始人。）

＊註4：本書是由明代醫藥學家倪朱謨編纂，彙集前人和作者當代眾多學

者的藥學言論而成的專著。全書共二〇卷，收載藥物五八一種，刊於一六一九年。

*註5：《醫學入門》為明代著名醫家李梴編撰。全書共八卷，以歌訣形式為主，加註文補充說明，彙集了各家學說，內容包括歷代醫學傳略、診斷、針灸、本草及內、外、婦、兒各科疾病證治及急救方等。內容廣博，分類明晰，易學易誦，是初學中醫者最佳的入門讀本。

目錄

第3章 兼具保健、養生功效的各種醋類

第4章　健康美味的醋料理

附錄 醋的外用、美容法

第 1 章

醋的概說與種類

醋的歷史

醋，又稱為食醋，舊稱為醯或是苦酒等。醋的味酸，是一種發酵的酸味液態調味品，大多是由糯米、高粱、大米、玉米、小麥以及糖類和酒類發酵所製成，是我們平常在料理烹飪時經常會使用到的一種液體酸味調味料。但醋除了食用，也有保健、醫用、藥用等功用。

一般來說，醋的成分中有百分之三～百分之九的醋酸（又稱為「乙酸」），以及多種胺基酸及其他微量物質，有些醋中還有少量的酒石酸、檸檬酸等。理論上來說，所有含有糖分的液體幾乎都可以發酵釀醋。

食用醋的生產方法可以分為釀造醋以及人工合成醋。釀造醋是以糧食、糖、乙醇（俗稱「酒精」）為原料，藉由微生物發酵釀造而成。人工合成醋則是用食用的醋酸（由石油所合成的冰醋酸），加水稀釋至百分之三～四，再加入谷胺酸、調味料、香辛料、食用色素等勾兌而成。

中國跟日本釀造醋的歷史都很悠久。根據中國的歷史記載，早在兩千四百多年前，中國就開始釀醋；到了約西元三六九～四〇四年才傳到日本，一直到江戶時代（一六〇三～一八六七年），便開始大量生產食醋。

在中國，相傳醋是酒聖杜康的兒子黑塔首先釀造製成的。杜康成功釀出了酒後，開了一間小作坊，釀酒賣酒。他的兒子黑塔時常跟在他身邊幫忙，不論是提水還是搬酒缸，樣樣都做，時間久了，黑塔也慢慢學會了釀酒的技術。後來，黑塔覺得將釀完酒後的酒糟直接扔掉很可惜，就將這些酒糟存放起來，在缸中加了幾桶水浸泡著。到了某月的二十一日，黑塔於酉時（下午的五點～七點）開缸，缸一開，一股陌生的香氣隨之撲鼻而來。黑塔嚐了一口，發現味道又酸又甜，很是美味，就想著要把這液體作為調味料來用。由於黑塔是在二十一日酉時開缸發現這個新的調味料，於是便把「二十一日」加「酉」作為這個新調味料的名字「醋」。

關於黑塔釀醋的故事還有一個神奇的傳說：傳說黑塔有天因為一口氣喝了好幾斤酒而醉醺醺地睡著了。睡夢中，他依稀聽見了一聲響雷，迷迷糊糊睜開眼後，就見房間內站著一位白髮老翁。老翁笑瞇瞇地指著黑塔用來存放酒糟的大缸對他說：「黑塔，你釀的調味瓊漿已經過了二十一天，今日酉時即可品嚐。」黑塔丈二金剛摸不著頭腦，正想向老翁問些什麼，老翁卻已飄然而去。黑塔於是放聲大喊：「仙翁！仙翁！」這麼一叫，反倒把自己給叫醒了。

黑塔回想起剛才在夢裡發生的事情，心中感到十分奇怪，因為老翁手指的大缸中，只裝有酒糟和幾桶的水，跟本不是他釀造的什麼調味瓊漿。半信半疑的黑塔打開缸，將其中的液體舀了一匙出來。匙中的液體散發出濃純的香味，他嚐了一口後發現味道又酸又甜。

黑塔大吃一驚，趕忙去找父親杜康，並且把剛才的夢境以及自己嚐過的大缸中液體味道全都告訴父親。杜康聽完覺得很不可思議，就跟著黑塔來到大缸旁一探究竟。杜康把大缸中的液體舀了一碗起來，發現這液體透明又黝黑，嚐了一口後果然如黑塔所說是酸中帶甜。

杜康想起黑塔夢中的老人說了「二十一天」「酉時」，於是便用手指在地上比劃起來，結果發現「二十一日」「酉」兩個字加起來就是個

「醋」字。

中國可說是世界上最早以穀物釀醋的國家，早在公元前八世紀，中國就有了關於醋的文字記載（在公元前一〇五八年周公所著《周禮》一書中就寫有「醯人：掌共五齊、七菹，凡醯物」），一般咸認醋的釀造始於西周，但也有人認為，早在商朝就有醋。春秋戰國時期，已經有了專門釀醋的作坊，《論語》中也有醋的記載：「子曰：『孰謂微生高直？或乞醯焉，乞諸其鄰而與之。』」*1。

漢朝時，被稱為醯的醋，已經開始普遍性地生產，像是在東漢時期的著作《四民月令》*2中就記載著醋的釀造時間為「四月四日可做醋，五月五日也可做醋」。

＊註1：白話翻譯為：孔子說：「誰說微生高直爽？有人向他要一點醋，他就去向鄰居要來給人。」其中的「醯」就是醋。

南北朝時，釀醋的技術更上層樓，食用醋在生產上有了很大的發展，北魏著名的農學重要著作《齊民要術》*3 對醋的釀製方法有較為詳細的記載，專門的〈作醋法〉一篇中還記載了二十二種釀製醋的方式，可說是中國現存史料中，對用糧食釀醋的最早記載。雖然當時醋被視為貴重的奢侈品，但銷量、產量都很大，因為官員、名士之間舉行宴請時，會把有沒有拿醋來當調味料，當作是一種鑑別宴席檔次高低的標準。

到了唐代，人們開始普遍使用醋，也烹調出以醋為主要調味料的菜餚，醋被廣泛使用，成了人們飲食生活中必備的物品。從南宋起，以醋為主要調味料的菜餚大為增多，南宋吳自牧所寫《夢粱錄》*4 中更有：「蓋人家每日不可缺者，柴米油鹽醬醋茶」，可見此時的醋已儼然成為開門七件事之一。

到了明清時候，釀造醋時採用的原料不同，加上釀造的工藝也有進步，不僅醋的品種愈來愈多，風味也各有不同。光是出現在明朝李時珍《本草綱目》中的醋就有米醋、麥醋、曲醋、柿子醋、糠醋、糟醋、餳醋、桃醋、葡萄醋、大棗醋、糯米醋、粟米醋等數十種。

醋和鹽一樣可以在自然環境中自行生成，在西方，古巴比倫時代就留有關於醋的紀錄。一般說來，東方國家釀醋以穀物為主，而西方國家則多以水果和葡萄酒來釀醋。在中國，一般認為釀醋的時間始於西周；而在中東，於古埃及時代便已經出現了醋。醋跟酒都需經由發酵釀造才能製成，所以在一定程度上，我們可以把酒跟醋視為同源，若能釀酒者，一般也多

＊註2：《四民月令》，東漢人崔寔模仿古時月令所寫的一本農業著作，敘述從正月到十二月期間農家的農業活動，也有介紹到當時的釀造等手工業。約成書於二世紀中期。

＊註3：《齊民要術》，北魏賈思勰著，成書於西元五四四年（另有一說是五三三～五四四年之間），內容主在講述中國古代農牧情況。

＊註4：《夢梁錄》，多描述南宋末年的社會狀況等。

能釀醋。

釀造醋的原料不一，加上釀造手法、工藝以及飲食習慣的不同，各地生產出來的醋，口味會相差很大，一般可以分為固態發酵（指在沒有或幾乎沒有自由水的情況下，用一種或多種微生物進行生物反應過程的發酵）的黑醋以及液態發酵（用液體去進行的發酵）的紅醋、白醋兩大類。

在中國北方，大多數的醋都是黑醋，最著名的黑醋當屬明朝時發明的山西老陳醋；而在中國南方，影響最大的黑醋產品有兩者，分別是鎮江香醋以及四川保寧醋。上述的三種黑醋再加上永春老醋就成了中國四大名醋。至於中國東南沿海地區，因食用較多的海鮮，所用的醋則是以液態發酵的紅醋為主。

醋的分類

食醋由於釀製的原料和工藝的不同而沒有統一的分類方法。就像前面已經說過的，若依生產方式、工藝流程來分，食醋可以分為釀造醋以及人工合成醋，而人工合成醋又能再分為色醋與白醋（白醋又能再分為普通白醋和醋精）。另外還有一種醋是混和醋，是混合合成醋及釀造醋所製成。

人工合成醋是用可食用的冰醋酸加水再加調味料稀釋而成，醋味雖濃，但沒有香味，甚至刺鼻難聞，入口時會伴隨有一股刺激及酸嗆感，口感不佳，售價也較為低廉。而且這種醋沒有營養成分，不適合用作健康醋，只能用來調味。因此若沒有特別的需要，一般還是以吃釀造醋比較健康。不過人工合成醋有一點好處是，因不含食醋中的各種營養素，所以也就不容易發霉變質。

相對的，天然釀造醋則是以天然的植物蔬果為原料，再搭配上優良水質以及醋酸菌釀製，而且不加化學物質，經至少一年以上的長時間發酵熟成，不僅口感好，營養成分也高。雖然價格較為高些，但對保健養生甚有幫助。

醋的種類、分法並不僅限於生產方式，還可以依製醋的主要原料來做區分。可以用來做醋的原料有很多，一般說來，只要發酵過程順利，沒有因混入水氣或雜菌而導致發酵失敗，熟成後，風味不錯的材料都可以用來釀醋。用不同材料釀出來的醋，味道與香氣自然也會有不同，而且依照製作方法的不同，也會決定醋的品質與風味。大致說來，依照釀醋的主要原料可以區分成穀物醋、酒粕醋、果實醋與草木醋。

穀物醋又稱糧食醋，一般是以穀物如麥、米、玉米等為原料製成，例如米醋、高粱醋，通常是將原料的穀物蒸過後加入麴菌製成糖化液。穀物醋的酸度比較高，很適合用來做泡製醋的基底醋，或是用來醃漬小菜。此外，穀物醋的酸味很濃郁，入口後又有回甘的感覺，也很適合喜歡吃酸的人食用。

酒粕醋是以原料釀酒後留下的酒粕加水再發酵為原料所釀製而成，屬於二次再釀造。酒粕醋的營養成分已沒有先前原料豐富，所以營養價值並不高。

果實醋又稱果醋，是用水果類原料製成，例如蘋果醋、梅子醋、鳳梨醋、桑葚醋等。水果醋富含鉀等礦物質，以及醋酸以外的有機酸，風味不同於穀物醋，而且它不像穀物醋那樣含有胺基酸。果醋中，水果所含的糖分會變成醋酸，所以不需要擔心會攝取過多的糖分。用水果釀造的果醋有果實的香甜，口感滑順香醇，一般說來很能為人所接受、喜愛。果實醋除了可單喝，也能用來做沙拉、佐菜等。

草木醋的原料可以分為三類，分別是以葉、花為主，像是玫瑰、落神花、桂花等；以香草植物為主，像是薄荷、薰衣草、鼠尾草等；還有以中藥為主的牛蒡、紅蔘、枸杞等。一般而言，這些草木醋都會有比較特殊的香氣或味道。

其中，穀物醋依據不同的加工法，還可以再分為熏醋、特醋、香醋、麩醋等。若再按照處理原料的方法來分類，直接把穀物用來做成醋而不經過蒸煮糊化處理的就稱為生料醋；將穀物經過蒸煮糊化處理後才釀製成的醋則稱為熟料醋。

其他還有像是按制醋用糖化酵素來分類，可分為麩曲醋、老法曲醋；按醋酸發酵方式來分類有固態發酵醋、液態發酵醋和固稀發酵醋；用顏色來分類有濃色醋、淡色醋、白醋；用風味來區分有香醋（香味較濃）、陳醋（有特殊的焦香味）、特醋（兼有香醋與陳醋的特殊味道），還有甜醋（添加有植物性香料以及中藥材等）。

醋在日常生活中的妙用

醋的用處很多，除了烹調、養生，還有各式各樣的用法，以下我們就針對這些用法做些簡單的介紹。

烹調用

醋基本上就是一款調味料，是開門七件事之一，重要性可見一般。通常，除了單純用以調味，還有其他多種效用，例如：

1. **去腥**：魚類的腥味較重，在料理時若能加入醋，不僅可以去掉、減少魚腥味，也能讓味道更鮮美。尤其脂肪多的魚，吃起來會更覺得鮮而不膩。
2. **祛羶**：有些羊肉會有較重的羶味，在烹調羊肉時加入醋，就能減少羊臊味。
3. **降低辣味**：若感覺烹調的菜餚太辣，可加入少許醋以緩和辣味。

4. **增添香味**：料理時加入少許醋，能增添菜餚的香味並減少油膩。

5. **引出甜味**：煮甜粥時可以加入少量醋，讓粥吃起來更甜。

6. **讓食物易熟易爛**：燉煮肉類、海帶、馬鈴薯時加入醋，可以幫助這些食材易熟易爛而且可口。

7. **保持食物顏色鮮豔**：蔬菜切好一段時間後，會有汁液流出，顏色也會起變化，甚至還會出現黏液或臭味，但若是加入了醋，就能幫助蔬菜保持顏色鮮豔，煮起來也會更好吃。例如牛蒡薄片浸泡醋水、花椰菜和蓮藕沾了醋再煮、煮馬鈴薯的時候加一點醋等。

8. **方便剝蛋殼**：煮水煮蛋前，在水中加些醋，煮好後的水煮蛋會變得比較容易剝殼。而且也能防止蛋煮到一半突然破裂，流出蛋黃和蛋白。

9. **去魚皮**：將生鮮的魚放到醋中浸泡一段時間，就能輕鬆將魚皮與魚肉剝離。此外，在烤魚前於表面塗上醋，魚皮就不會黏住烤網，烤起來會更漂亮。

10. **改善食慾不振**：在菜餚裡面加醋，除了能讓菜吃起來更美味，醋還能有助胃液分泌，加速蛋白質的消化。因此，食慾不振時，可以好好利用醋來作為食慾促進劑。

11. **殺菌**：從科學角度來看，醋的確有抑制細菌繁殖的能力，能夠防止因腐敗而引起的食物中毒。

12. **消除黏液**：芋頭切開後用醋水洗或醋水煮、鮑魚等貝類用一比一的醋水洗，都可以消除黏液。

13. **清除肝臟的血**：將肝臟浸泡醋水一段時間，就能充分去除血液。

14. **軟化魚刺**：加上少量的醋來煮小魚，或是將炸好的魚塗上醋，都能使魚刺軟化並便於保存。

15. **使飯團更好捏**：捏飯團時用醋來代替水，捏起來會更順手也更好保存。

日常妙用

除了使用在烹調上，醋在日常生活中還有其他有效的功用：

1. **除鏽**：若家中有金屬物品生鏽了，只要拿些醋塗抹在生鏽部位，或將其放入醋中浸泡幾天，就能除去鏽斑。

2. **擦亮皮鞋**：擦皮鞋時，若在鞋油中加入一兩滴醋，皮鞋就能擦得特別晶亮。

3. **擦拭銅器、銀器**：沾一點醋來擦拭銀器與銅器，能常保這些器皿的光亮。

4. **保持衣物不褪色**：衣服洗淨後，可以用清水加少許醋攪洗，衣物的顏色就不容易褪色。

5. **去汙**：有些陶瓷器皿上的汙漬不容易清除，此時可用鹽與醋的混合液清洗，或是放入加有數滴醋的水中。

6. **洗襪子**：洗襪子的時候加入少許醋，不僅能殺菌，還能除臭。

7.**去油漆的汙漬：**刷完油漆後，若有汙漬滴在門上、地面上等，可用加熱過後的醋塗抹拭去。

8.**除臭：**處理完一些味道較重的食材，如洋蔥、蔥等，手上多會留有較重的味道，難以除去，此時只要沾一點醋就能洗去。

9.**消毒砧板和抹布：**切完魚後，砧板和抹布上容易留有魚的臭味，用醋來擦拭、洗滌，既能除臭還有殺菌的效果，而且比起一般廚房用清潔劑，也環保、安全得多。

10.**防止烤焦：**新鍋子在使用前先用醋擦拭一遍，不但可以防止烤焦，也不容易沾上汙垢。若是熨斗內側附著有燒焦的汙點，以熱水加鹽和醋來擦，就能讓汙點脫落，變得光潔如新。

11.**代替柔軟劑來使用：**醋有中和洗潔劑的效果，可以讓衣服變得柔軟，所以可以代替洗衣服後的柔軟劑來使用。

12.**通排水管：**廚房和洗臉台的排水管堵塞時，加入重碳酸鈉和醋，過一段時間就能通暢。

13. **延長花材的保存時間**：插花時，在花及草木的切口泡上醋，就能讓花材常保新鮮。

醋要這樣選

在網路以及坊間有種說法是，要辨別一瓶醋的品質好壞，可以靠醋中產生的泡沫多寡與消失時間來鑒別。也就是如果把一瓶醋拿起來搖晃，會產生出許多泡沫，且久久不散，這就是瓶好醋，但這樣的方式並不正確。因為只要在醋裡加糖，就能讓醋產生出泡沫。要挑選到好醋，不外乎就是要多聞、多嚐、多看，同時挑選有國家食品標章認證的醋，或是有信譽的商家，才能避免買到品質不佳的醋。

具體來說，挑選醋的方法有以下幾種：

1. **看標籤**。這是最基本也最首要的。消費者在購買醋時除了可以看是否有貼上符合國家食品標章認證的標籤，也可以仔細看一下食品標籤上標明的使用材料，還有生產日期、生產廠商等。

2. **看色澤**。釀造醋隨品種不同，會有不同的顏色，例如琥珀色、紅棕色、黑褐色等，但都是以有光澤的為佳。醋的外觀基本上要澄清、濃度要適當，沒有懸浮物以及沉澱物的品質較佳。放置時間較長的釀造醋也可能會出現沉澱物，但不會影響食用。有些合成醋的外觀看起來雖然非常清澈透明但沒有光澤感，而且容易發霉變質，放再久都不會出現渾濁及沉澱。

3. **聞香氣**。好的醋應該要有食醋特有的香氣，不應該出現刺鼻難聞的氣味。

4. **嚐味道**。好的醋酸味比較柔和，會回甘，不澀，且沒有異味。若是不好的醋，一般不會有明顯的甜味、鮮味與香味，而且酸味的刺激性比較大。

醋的保存技巧

雖然有些人認為，醋能長期封存，而且隨著貯藏時間愈長，風味會愈好，品質也愈佳。而且醋在長時間保存後色澤會轉為深沉，但這樣的現象並不會影響食用的風味。但是，即便是未開封的釀造醋，品質仍會隨著溫度以及儲存等條件而有變化。酒精和醋酸甚至可能在長期發酵作用下，久而久之就產生更多細菌以及致癌物質。所以若是沒開封的醋，也最好要在保存期限或三年內使用完畢。

另外，若是開封後的醋就要盡快用完並放冰箱保存，以免在多次開關的過程中，有空氣中的水氣或雜菌侵入，造成細菌感染或是腸胃炎等。

還有一個在網路上流傳的說法是，只要將過期的醋拿去加熱，就能去除雜質，再度使用。但經專家證實，經過加熱的醋在高溫下反而容易產生美拉德反應*，生成可能致癌物。

*註：美拉德反應（Maillard），又稱梅納反應，指食物中的還原糖（碳水化合物）與胺基酸/蛋白質在常溫或加熱時發生的一系列複雜反應，結果會生成棕黑色的大分子物質類黑精，或稱擬黑素。

第 2 章

醋的營養與功效

醋的營養成分與功效

說到「醋」，我們對其在烹飪上的調味效用並不陌生，但除了用作調味品，醋也有多種營養成分，有益身體。

純的釀造醋裡所含主要營養素有人體八大必需胺基酸、有機酸、醋酸，其中尤以米為原料所釀成的米醋所含有的有機酸以及胺基酸含量是最高的。根據科學實驗分析，釀造醋中，除了含有五％～二〇％的醋酸，另還有乳酸、琥珀酸、草酸、煙酸等多種有機酸，以及蛋白質、脂肪、鈣、磷、鐵、鎂、鋅、鉀、硒等多種礦物質，還有維生素B_1、B_2、B_6、B_{12}、糖分以及芳香性物質醋酸乙酯，甚至還有高濃度的SOD抗氧化物。其他包括有助肉類以及澱粉消化的蛋白質分解酵素、澱粉分解酵素以及脂肪分解酵素。而且根據日本研究，醋中所含的醋酸既可抑制人體脂肪合成，又能促進脂肪分解，能有效消除體內堆積的脂肪。所以長時間持續喝醋不僅能有助緩解疲勞、活化細胞、增強免疫，也能減少內臟脂肪，維護人體健康。

食用醋不僅可以用來當作調味料，同時也能被當作中藥使用，有食療的效果。吃醋能降氣消食，可以防止胃酸逆流，幫助食物消化，有保健腸胃、促進排便的功效，所以間接地也能改善膚質。

醋味酸苦、性溫，入肝、胃經，有散瘀、止血、解毒、殺蟲的功效，主治產後血暈、黃疸、大便下血，也可解魚肉菜毒等。在李時珍的《本草綱目》中有清楚寫到，醋能夠消腫、散火氣、殺邪毒；《本草備要》中則說：「醋能散瘀解毒、下氣消食、開胃氣、散水氣等」。此外，中藥裡頭也會把「醋」當作藥引，拿醋來炮製中藥材，對舒緩筋骨酸痛很有幫助。

然而，也不是所有醋都能入藥，基本上只有陳釀二～三年的米醋可以入藥，其他單只能食用。一般說來，米醋的效用有消癰腫、下氣消食、降血壓、降血脂、軟化血管、消除色斑、消除疲勞等。

醋能入藥，也有養生、保健的功效。喝醋對身體的益處，茲列舉如下：

（一）**增強免疫力**。醋能平衡血液中的酸鹼值，增加血液中的抗體，使負責免疫作用的淋巴細胞增強其吞噬能力，提高身體的抗病力。

（二）**促進身體新陳代謝**。醋含有豐富的營養素，有維生素、胺基酸、礦物質、有機酸、醋酸以及酵素等，能促進身體新陳代謝，改善身體不適，使人重獲健康。

（三）**防止體液酸性化**。醋是鹼性食品，能幫助人體體液保持在弱鹼性，並有防止肥胖、消除肌肉與關節酸痛、改善食慾、治療便祕、降血壓、消除心悸與氣喘、改善糖尿病等效用。而且因為醋富含有機酸，攝取醋能讓人體內的檸檬酸循環順利進行葡萄糖的有氧代謝，產生人體所需的能量，避免乳酸堆積、消除疲勞。但要注意一點，有些坊間說法認為，酸性的醋進入人體後會變成鹼性，所以能調節血液酸鹼值，維持人體健康，然而人體的構造很複雜，不可能單靠喝醋就能調節血液的酸鹼值。

（四）**活化細胞**。大部分的食物都需要有酵素的輔助才能被人體消化吸收，而醋中就含有豐富的活性酵素。酵素與胺基酸結合後，可以幫助細胞新陳代謝，有助促進血液循環、分泌荷爾蒙，進而增加肌肉的張力與緊實，對人體有很大的幫助。

（五）**補充鈣質**。對人體來說，鈣質是比較不容易吸收的營養素，但如果可以配合食用釀造醋，透過醋中所富含的維生素以及有機酸（包括醋酸、檸檬酸、蘋果酸、琥珀酸等），有效萃取出食物中的鈣、磷與礦物質，形成醋酸鈣，讓身體吸收，就能補充鈣質。此外，在熬煮大骨湯的時候，若能加入一些醋，也能有助鈣質從骨骼中溶出。

（六）**消除疲勞與肌肉酸痛**。醋中含有檸檬酸，檸檬酸可以有效分解乳酸和丙酮酸——這兩種物質在人體肌肉中會引發疲勞——迅速消除人體疲勞，並鎮定神經系統。所以在運動後可以喝一杯醋，以緩解因運動所產生的肌肉酸痛。

（七）提升消化能力。醋能刺激胃酸分泌，幫助消化，對一些胃酸分泌較少的人來說，適量吃些醋是有些幫助，但對於胃酸分泌正常的人來說，則不一定會增加胃酸分泌量。此外，醋裡頭所含有的醋酸與檸檬酸能滲入我們吃進身體裡的食物，萃取出食物的養分，幫助腸胃吸收，並且補足器官所需要的營養素，增強活力，改善體質。

（八）減少體內脂肪。根據日本的研究表示，醋中所含的醋酸，於肝臟代謝過程中能促進AMPK酶*的活性化，既能抑制糖分合成為脂肪，同時又能促進脂肪燃燒，所以能有助減少體內脂肪。

（九）維護血管。醋酸在代謝的過程中會生成擴張血管的一磷酸腺苷（簡稱AMP），而且能降低血壓、軟化血管，有助維護血管健康、血壓正常，並防止心血管疾病。此外，若能善用醋來增加菜餚風味，減少鹽的使用量，也能確實降低罹患高血壓、動脈硬化、冠狀動脈心臟病、中風等風險。

（十）開胃。夏天的悶熱有時會讓人胃口盡失，但吃些清爽、帶酸味的料理就可以激起食慾。另外像是胃口不好的慢性病人或是味覺退化的老年人也能適量吃些醋，以調節食慾，改善進食狀況。

不過要注意一點，以上所說醋的功效僅限於天然的釀造醋，而且要注意吃醋的時機以及分量，不要吃得過量、吃得不恰當，這麼一來不但不能養生，反而還會傷身。

＊註：AMPK酶，腺苷酸活化蛋白激酶，在調節肌肉、胰臟等細胞能量代謝的平衡方面具有關鍵作用。

醋與疾病

隨著社會的進步，許多文明病也跟著出現。面對這些惱人的疾病，喝醋也能起到輔助治療的效用。

控制血壓

鹽分、飲食、體質、壓力等都是會造成高血壓的原因，而醋具有增加尿量和尿中的鈉質以及降低血壓的作用。醋含有可以使血壓直接降低的物質，不僅可以降低收縮壓，也能降低舒張壓。若能在每日的飲食中配合攝取醋，促進鈉的排出、降低血壓，再隨之減少鹽分攝取、改善體質，就能漸漸緩解高血壓。若要減少對鹽的攝取，可在烹調調味時，把鹽換成醋。

防止動脈硬化

動脈硬化所直接造成的疾病包括有心肌梗塞、狹心症等心臟疾病和腦溢血、腦血栓等腦血管病變，每一種都有致命的危險。以往我們總認為動脈硬化是屬於老年人的疾病，但事實上，從十～二十歲的青少年都可能會有動脈硬化。造成動脈硬化的原因有很多，像是膽固醇、中性脂肪堆積在動脈中、血管老化，以及脂肪酸的過氧化物等廢物侵入等。尤其飲食習慣偏肉類為主的人，更會加速動脈的硬化和老化。

有一種良性的脂蛋白質叫做ＨＤＬ（高密度脂蛋白），可以抑制脂質附著的動脈硬化，除了運動能使ＨＤＬ增加，得以預防動脈硬化，醋也能夠促進構成ＨＤＬ的蛋白質合成，使良性蛋白質增加，降低發生動脈硬化的危險率。

此外，醋還能減少肝臟中的中性脂肪，讓脂肪酸的代謝更加順暢，促進磷脂質的合成，也就是說，醋既能促進蛋白質合成、脂質合成、代謝等肝機能的活動，還能加速低密度脂蛋白的代謝，能有效預防動脈硬化。

防止老年癡呆

腦細胞受損或因老化而減少時，該部分的機能就會消失，導致產生所謂的老年痴呆症（失智症）。腦部老化的原因目前尚未確定，但一般相信與腦血管老化所引起的腦循環惡化有關。

腦動脈的硬化會使腦部的血液循環不良、腦細胞退化，而血液濃度如果變高，血液的循環就會變差。醋可以促進血液中的廢物排泄，淨化血管，所以若能適量攝取些醋，用醋來預防血管老化，就可以延遲腦細胞的老化時間。

此外，脂質的腐敗物過氧化物質也會降低包括腦細胞在內的全身細胞機能，尤其是腦內和腦血管內若是蓄積了過氧化脂質，就會使腦細胞老化，而醋就有抑制過氧化脂質生成的作用。

除了預防老年痴呆，醋因為含有維生素以及良質的胺基酸，也是一種極佳的健腦食品，還能增加血液中氧的作用，使血液活性化。所以常喝醋可以提高注意力，讓腦筋更為靈活。

預防心臟病

所謂的心臟病是指在心臟所產生的疾病總稱。在多種心臟病之中，有一種是動脈硬化性的虛血性心疾患，其他大多數是像心肌梗塞或是狹心症等疾病。

環繞心臟周邊的冠狀動脈若是硬化，就會造成心肌梗塞、狹心症等，而如前文所述，醋能有效預防動脈硬化，因此適量攝取醋就能有效預防心臟病。

防止肥胖

造成肥胖的原因，大多是飲食過量，攝取的卡路里過多，另外像是運動不足和代謝異常也會形成肥胖。肥胖很容易產生許多疾病，尤其是動脈硬化性疾病，其中像是心臟疾病以及腦血管疾病等都是會危害到生命的疾病。因此，要保持健康，就要注意自己的體重，留心不要過胖。

醋能夠幫助攝入的熱量順利轉換為能量為人體所利用，並且阻礙脂肪堆積，所以不需要強制節食，就能抑制肥胖。

若能控制糖分的攝取並配合食醋，導致肥胖的脂肪便會成為人體所需的能源而被消耗掉，如果再加上適當的運動，更會大量燃燒卡路里，堆積的脂肪也會減少更多。所以若能利用醋來提高能量代謝，就能輕鬆改善肥胖。

預防肝臟病

肝臟是人體中一個非常重要的器官，肝臟機能若是低落，將會影響到人體許多臟器的機能，甚至會造成生命危險。若是攝取過量的動物性脂肪、吃了用不新鮮的油品調理出來的食物或是有害食品，會讓肝臟機能下降。同時，若是飲酒過量、吸菸、吃過多營養價值較低的食物，也會給肝臟帶來很大的負擔。

肝臟的機能有合成與代謝蛋白質，生成與代謝醣類、脂質、維生素、膽汁酸以及解毒等。醋能增強這些機能的作用，不但能有助於使醣類代謝順暢，也能幫助增加蛋白質和脂質代謝。因為醋中含有均衡的胺基酸，能促進肝臟的蛋白質合成機能。蛋白質若消耗過多，會降低肝臟的機能，此時若能飲用適量的醋，就能恢復肝臟機能。尤其根據動物實驗更證實，糙米醋具有改善脂肪肝和治癒肝細胞障礙的效果。因為醋可以使蛋白質合成與脂質代謝順暢、預防脂肪附著、增加構成細胞膜的磷脂質，所以能改善肝細胞障礙。

有效改善神經痛

神經痛是一種難以根治的疾病，發病原因多不太明確，但主要是和血液循環不良有關。因為營養不均衡產生了代謝障礙，而引起了部分血液循環不良。

醋有促進血液暢通的作用，可使血液循環順暢，所以有助消除神經痛。更進一步說明，人體中的枸櫞酸若循環不良，就會產生有毒性的焦性葡萄酸，而這焦性葡萄酸又會轉化為造成疲勞的乳酸。乳酸若堆積在肌肉中，就會使肌肉變硬，造成該部位的神經痛。而醋可以促進枸櫞酸的循環，若適量飲用醋，能減少乳酸和焦性葡萄酸，既能充分供給人體能源、促進新陳代謝，還能補充全身氧氣和營養，亦即能夠促進全身的血液循環，所以能改善神經痛。

預防感冒

醋裡頭含有各種維生素，能幫助預防感冒。維生素A可以給予黏膜滋潤，防止濾過性病毒的入侵；維生素C能抑制流行性感冒的病菌活動，防止感染部位擴大；維生素B_1則有消除疲勞的效果，可以抵抗感冒。

醋與美容

隨著年齡的增長、外界環境的刺激，我們的皮膚都會漸漸受到損傷、出現老化現象，面對這些惱人的肌膚問題，除了花大錢護膚、買昂貴的保養品，在日常生活中，利用平價的醋也能讓肌膚保持水潤光滑。

改善肌膚老化、起皺紋的問題

造成肌膚老化的主要原因在於血液循環不良，另外像是內臟一出狀況，也會立刻反應在肌膚上，例如肝臟因疲勞形成黃疸時，臉色會變差，皮膚也會變粗糙；腸道排便不順、便祕時也會導致皮膚惡化。所以，要保持美麗肌膚，最好的方法就是改善血液循環、保護內臟。

醋可以調整腸胃狀況，有助於消化吸收，能幫助排便，排便狀況改善，肌膚的狀況也能跟著變好。

醋也能改善血液循環。醋的主要成分是醋酸、枸櫞酸和蘋果酸，這些成分能分解皮膚和肌肉內的乳酸，使血液流通更加順暢，血液循環變好，新陳代謝也會加速，廢物就不會殘留在肌肉中，也不太會出現皺紋，能常保肌膚年輕。

消除褐斑

造成褐斑的原因是過氧化脂質，維生素E能防止過氧化脂質的發生、預防褐斑，使肌膚保持年輕，而醋則跟維生素E有相同的作用，可以減少過氧化脂質，促進新陳代謝，消除褐斑。

吃醋時的注意事項

雖然吃醋對身體健康有幫助，但不是所有人都適合吃醋，除了體質，喝的時機點也要注意，以下就簡單列出食醋時需注意的事項：

（一）正在服用某些藥品時不適宜吃醋。因為醋酸會改變人體內局部環境的酸鹼度，使得某些藥物不能發揮效用，像是含有磺胺類的藥物在酸性環境中容易在腎臟中形成結晶，傷害腎小管；服用含碳酸氫鈉、氧化鎂等成分的藥物時，醋酸會中和這類藥物的藥性，使其失效。

（二）有在服用「解表發汗」的中藥時不適宜吃醋。中醫認為，酸有收斂性，所以醋會促進人體汗孔收縮，會破壞中藥裡頭生物鹼等有效成分，干擾其發汗解表的作用。

（三）患有胃潰瘍或是胃酸過多的患者不適宜吃醋，因為醋會腐蝕胃腸黏膜，加重潰瘍，而且醋中豐富的有機酸也會使消化器官分泌大量的消化液，加強胃酸的消化作用，導致胃酸過多。另外像是患有胃食道逆流的患者也要避免喝醋，以免愈喝逆流的情況愈嚴重。

（四）低血壓患者要避免食用。醋有排鈉離子的作用，能降低血壓，患有低血壓者若吃了過多的醋，很容易會導致血壓降低而出現暈眩、頭痛、全身疲軟等反應，所以要盡量避免食醋。

（五）避免在空腹時喝醋。空腹喝醋容易刺激胃黏膜，導致胃分泌過多胃酸，傷害胃壁，所以要盡量在餐後一小時再喝醋。

（六）若要把醋當飲料用，盡量選擇穀物醋，像是糯米醋、高粱醋、玉米醋等，這些醋的熱量比較低，比較健康。

（七）若要把醋當調味品用，可先選擇白醋。白醋比烏醋的鈉含量低，較適合高血壓患者食用。

（八）避免喝未稀釋的醋。醋的酸味會使胃分泌大量胃酸、刺激胃壁、傷害胃黏膜，導致胃部不適，所以喝醋時一定要經過稀釋。

（九）醋的性質偏溫，喝多了容易上火，因此體質偏熱的人建議可以搭配一些涼性食物做為中和。

（十）醋不宜喝得過多。雖然醋對身體有益，但不是喝愈多愈好，每天的飲用量仍要有所限制，若是未加稀釋的水果醋，一天以不喝超過一百毫升為原則。此外，醋喝多了也可能會傷害牙齒的琺瑯質。

（十一）醋不可與茶、咖啡、乳製品同用。茶和咖啡含有單寧，會破壞水果醋的營養，而醋酸則會讓乳製品結成凝塊，影響鈣質吸收。

第 3 章

兼具保健、養生功效的各種醋類

穀物醋

一般醋都是用穀物釀造而成的，可以用來釀醋的穀物有很多，像是大米、小麥、高粱、玉米等。

黑豆醋

黑豆含有豐富的植物性蛋白質、卵磷脂、維生素、礦物質、微量元素、醣類與多種酵素，營養價值很高，既能入菜，也能入藥，而且不含膽固醇，是很好的養生食品。

《本草綱目》記載「黑豆入腎功多，故能治水、消脹、下氣、制風熱而活血解毒。」《本草綱目拾遺》則說黑豆是「服之能益精補髓，壯力潤肌，髮白後黑，久則轉老為少，終其身無病」。簡而言之，黑豆能補氣，依中醫的說法，黑豆色黑、屬水，補腎，能活血利尿、消水腫、烏髮等。

有骨質疏鬆或關節退化的人喝了黑豆醋能補充鈣質。泡過醋的黑豆也能直接食用，對過敏性氣喘很有療效。但鉀離子含量高，腎臟病患需注意。

麩醋

麩醋是以麥麩為主要原料，麥麩就是麥皮，是小麥加工麵粉的副產品，含有胺基酸、膳食纖維、維生素B群、糊粉和鈣、鐵、鋅、硒等礦物質等。膳食纖維以及維生素B群都對人體有特殊作用，《日華子諸家本草》*也記載，麥麩的功用有「潤皮膚，養心肺，解熱毒」，還有國內外研究也證實，麥麩確實具有預防高血壓、糖尿病以及心腦血管疾病的作用，因此麩醋也可以說是一款健康環保的食品。

---

*註：《日華子諸家本草》，簡稱《日華子本草》或《日華本草》，著作年代不詳，是將諸家本草結合當時常用藥物編纂而成，在每種藥物的性狀、功用上，敘述都較為全面。

糙米醋

糙米醋是以糙米為原料釀製而成。糙米是稻米脫殼後的米，保有皮層、糊粉層以及胚芽。糙米保存了稻米較為完整的營養，包括蛋白質、脂質、纖維以及維生素B_1、胺基酸等，是比白米更健康的食物。而且糙米醋的味道美味，相當爽口，很適合加入蜂蜜或果汁中飲用。

糙米醋的營養豐富，也可以說是最好的健康醋，而且就胺基酸的含量來看，糙米醋在賴胺酸、蘇胺酸、纈胺酸、蛋胺酸、亮胺酸、異亮胺酸、色胺酸、苯丙胺酸這八種胺基酸的含量都非常均衡，這也是其優異之處。

食用糙米醋可以幫助吸收醋酸鈣、消除疲勞、強化肝臟、鬆弛肌肉、養顏美容、防止肥胖、淨化血液、避免風濕、促進血液循環、預防高脂血症以及動脈硬化，所以患有高血壓的患者飲用後能有降壓的效用。

糯米醋

糯米醋的主要原料為糯米，是一種新型態的保健醋。

中醫認為，糯米的性溫、味甘，入肺、脾經，是一種溫和的滋補品，有補虛、補血、止汗、健脾暖胃的效用。《本草經疏》裡提到糯米時說它的功效有「補脾胃、益肺氣之穀」。可見，糯米的主要功能即是溫補脾胃，所以對脾胃虛弱的人來說，有很好的補益作用。

糯米醋的味道甘美，酸甜適中，而且含有人體必需的十八種胺基酸、維生素、醋酸、有機酸、鐵、鋅、鈣等微量元素，口感也特別甘美。純天然釀造的糯米醋營養價值不亞於糙米醋，能有效防治糖尿病、肥胖症、高血壓、衰老、動脈硬化等，還有美容護膚、消除疲勞、擴張血管等藥用功能，保健功效頗佳。

米醋

米醋的主要原料是稻米，其中含有豐富的鹼性胺基酸、醣類物質、有機酸、維生素B_1、維生素B_2、維生素C、無機鹽、礦物質等，是眾多種醋中營養價值較高的一種，能有效調理腸胃，對預防中暑也有一定的功效。

中醫認為，米醋味酸入肝、胃經，氣溫無毒，有活血化瘀，消食化積的功效。而現代研究則表明，常食用米醋，有助於預防心腦血管疾病。

薏仁醋

薏仁醋的主原料就是薏仁與糯米醋。將薏仁與糯米醋一起浸泡於玻璃瓶中密封加蓋，過十天後即可飲用。薏仁有很強的祛溼作用，同時也有美白、美容的效果，而且含有豐富的蛋白質、脂肪、醣類、礦物質、維生素等，營養價值高於糙米。

用薏仁泡成的薏仁醋在美容美膚上的效果很好，有改善面部色素沉瘀、淡化色斑、美白皮膚、養顏美容、去水腫的功效。飲用的方法則是將三十毫升的薏仁醋加水稀釋成五倍來喝。不過薏仁醋的好處雖多，對孕婦或是腎虛的男性來說最好是少吃或不吃。

黑醋

黑醋是釀造醋的一種，多是用糯米配上新鮮的蔬菜水果、香辛料、調味料釀製而成，但也有用高粱發酵釀成的。黑醋味酸苦、性溫，入肝、胃經，富含多種礦物質以及胺基酸，有散瘀、止血、解毒的功效，適量飲用能有效降低血脂、血液黏度以及膽固醇，還能幫助消化、預防衰老、增強肝臟機能、舒緩神經、消解疲勞、防止罹患心血管以及糖尿病、增強腎功能等。而且黑醋中的胺基酸是白醋的十倍，比起白醋更可以提高人體免疫力，使血液清澈，穩定血壓，但含鈉量高，心血管及腎臟疾病者需注意。

水果醋

雖統一名為水果醋，但隨著釀造使用的水果不同，也有不同的營養成分。水果醋中富含維生素C，對美白皮膚、祛斑有幫助。雖然由醋中所含的營養成分來看，純穀物醋最適合用來作為健康醋，但水果醋的風味特殊，如果不習慣穀物醋特有的穀物味，可以改喝水果醋試試。

飲用果醋的好處約有以下三者：

（一）**提高免疫力**。果醋中含有大量的胺基酸、醋酸等營養素，能有效提高肝臟的解毒功能和新陳代謝的能力，提高身體免疫力，減少罹患肝病的機率。同時，也有一定的效用能預防傷風感冒、緩解咽喉疼痛的不適。

（二）**控制體重**。果醋能幫助人體將體內過多的脂肪轉移為體能消耗，並且促進人體代謝糖和蛋白質，所以能有效控制、調節體重。

（三）**消除疲勞**。果醋中所含有的大量有機酸可以幫助人體內的糖代謝、分解會造成肌肉疲勞的乳酸與丙酮，故而能有助消除疲勞。

荔枝醋

荔枝醋的主原料就是比例為一：二的荔枝與陳年糯米醋。

荔枝的營養豐富，根據《本草綱目》的記載，食用荔枝可以「止渴、益人顏色……，通神、益智、健氣……。」中醫認為，荔枝味甘、酸，性溫，入心、脾、肝經，有補益肝脾、補心安神、溫中止痛的功效。而且因荔枝含有豐富的維生素，食用後可以促進微細血管的血液循環，防止雀斑產生，讓皮膚更加光滑。此外，荔枝還能幫助牙齒及骨骼的生長與發育。

荔枝醋又稱女人醋，有補血的功效，並含有豐富的糖分能補充能量、增加營養，而且經實驗研究證明，荔枝能補充大腦養分，有效改善失眠、健忘等症狀。荔枝醋豐富的維生素C及蛋白質則有助於增強人體免疫力、提高抗病能力。總而言之，飲用荔枝醋能促進血液循環、新陳代謝、改善肝臟功能，有幫助排毒、潤肺補腎、預防肥胖、促進細胞再生等功效。

荔枝醋尤其適合產婦、老人、體質虛弱者、病後調養者食用，此外，貧血或是胃寒、有口臭的人也很適合飲用。但是糖尿病人、有上火症狀者或是牙齦腫痛、有鼻出血症狀、咽喉疼痛的人則要避免飲用。

火龍果醋

火龍果醋有很高的營養價值，因此，它在市場上的價格也不便宜。喝火龍果醋的好處有：

（一）**補血**。火龍果所含的鐵元素比一般水果高，而鐵元素正是製造血紅蛋白以及其他含鐵物質所不可或缺的元素，除了能補血，對人體健康也有很重要的影響。

（二）**抗老**。火龍果的果皮含有維生素E以及花青素（在製作火龍果醋時，可連皮一起泡入醋中）。花青素有抗氧化、抗自由基、抗衰老的作用，還能預防腦細胞病變，有抑制癡呆症的作用。

（三）解毒護胃。火龍果中具黏性的白蛋白有保護胃壁的功效、能解重金屬的毒，還有減肥的效用。

（四）減肥美白。火龍果中含有豐富的維生素C，可以消除氧化的自由基，有美白皮膚跟減肥的作用。

整體而言，喝火龍果醋可收到降血壓、降血糖、補鈣、抗老化、利尿明目、減肥瘦身、預防大腸癌等功效。

蔓越莓醋

蔓越莓富含維生素C、類黃酮和初花青素，抗氧化能力是常見水果中最高之一，除了能幫助人體抵抗自由基的侵害，還可以對抗幽門桿菌，保護胃壁、泌尿道以及心血管，發酵成醋後為鹼性食品，在抗氧化力上甚至比蔓越莓汁更好。

蔓越莓醋中含有的成分有維生素C、類黃酮、初青花素、蔓越莓酸有機酸。經中山醫學大學研究發現，蔓越莓醋中含有豐富的抗氧化成分，能有效降低血中膽固醇和三酸甘油脂，只要連續十週，每天午飯前、晚飯後各喝兩百毫升（一天共四百毫升）的蔓越莓醋，就能提高一成三的抗氧化能力，讓膽固醇氧化的時間從四十八分鐘提高到五十四分鐘。因蔓越莓在釀造發酵成醋的過程中，於酸性環境下會使得蔓越莓中的生物鹼更容易被釋放出來，而生物鹼有抗發炎的效果，可以延長ＬＤＬ膽固醇氧化作用。膽固醇氧化後會被巨噬細胞給吃掉，形成泡沫細胞，進而導致血管鈣化、增厚、阻塞，因此，延長膽固醇的氧化時間能預防心血管疾病，對身體比較有益。

但要注意的是，患有胃潰瘍的患者以及腸胃較為敏感的人要在餐後一小時再喝，飲用後也要漱口，以免牙齒琺瑯質流失。此外，因蔓越莓醋多含有糖分，患有糖尿病的患者於飲用時，要控制攝取量，以不影響血糖控制為原則。

柿子醋

柿子醋是一種用柿子釀造出來的醋。柿子的營養豐富，被古希臘人稱為「神仙的果實」，適度攝取能預防心血管疾病、提升身體抗氧化能力，降低罹癌風險。

柿子醋的功用很多，能降低血糖、降低高血壓，加上柿子醋中含有大量的醋酸以及乳酸、琥珀酸、葡萄酸、蘋果酸、胺基酸等，常喝能有效維持人體內PH值平衡進而起到防癌抗癌的作用。除了保健，柿子醋還有美容養顏的功效。因為柿子醋能擴張微血管，促進皮膚中的血液循環，讓皮膚紅潤有光澤，同時還有延緩身體衰老的作用。

胡蘿蔔醋

胡蘿蔔也稱紅蘿蔔，又有「東方小人參」的稱號，在李時珍的《本草綱目》中提到胡蘿蔔時，說其能「下氣補中，和胸膈腸胃，安五臟，令人健食，有益無損」。而經現代研究證實，胡蘿蔔的具體效用如下：

（一）**養肝、改善眼睛不適症狀**。胡蘿蔔內含有豐富的β胡蘿蔔素，在進入人體後經酶的作用，約有半數會轉變成維生素A。維生素A能養肝明目，有治療近視、乾眼症和夜盲症的作用。

（二）**提高人體免疫力，抗癌**。胡蘿蔔中所含有的豐富葉酸以及木質素不僅能提高人體免疫力、有抗癌作用，也能減輕癌症病人的化療反應、降低副作用，對人體多樣器官有保護作用。

（三）**通便**。胡蘿蔔中所含的植物纖維吸水性很強，在腸道中體積容易膨脹，可以加強腸道的蠕動，幫助排便。

（四）**防治心血管疾病**。胡蘿蔔含有降糖物質，其中的槲皮素、山標酚有增加冠狀動脈血流量、降低血脂、降壓、強心的作用，很適合高血壓、冠心病、糖尿病患者食用。

（五）**改善貧血、促進骨骼發育**。胡蘿蔔中的胡蘿蔔素有造血的作用；而維生素A和鈣則是牙齒形成、骨骼正常生長發育的必需物質。

（六）**抗老**。胡蘿蔔素可以清除導致人體衰老的自由基，維生素A能維持上皮組織健康，維生素B以及C也有能滋潤皮膚、抗衰老的作用。

胡蘿蔔幾乎含有人體所需的礦物質與維生素，不僅維生素A含量為蔬菜水果之冠，微量元素也很豐富。胡蘿蔔醋對眼睛也很好，對孩童來說是很好的健康飲品。

南瓜醋

南瓜含有精胺酸、瓜胺酸、天門冬素、維生素F、鉀、鈷、β胡蘿蔔素以及豐富的酵素，南瓜子還含有大量的微量元素，因而被世界衛生組織列為推薦的營養食品之一。

南瓜醋可說是養生長壽的保健食品，多喝可以幫助調整體質、滋補強身、防止掉髮、提升免疫力、幫助牙齒以及骨骼正常發育，其中所富含的礦物質則能維持心臟以及肌肉的正常收縮與神經的感應性。南瓜醋尤其對男性有益，因其能調節男性的生理機能，預防攝護腺腫大。

蘋果醋

蘋果醋的原料是糖分較多的的蘋果品種，將蘋果汁發酵而成的蘋果原醋，兌以用蘋果汁為原料所做成的飲品。因此蘋果醋可說是種飲品，而非餐桌上的調味品。蘋果醋不僅喝起來香甜爽口，沒有原醋的生醋味，而且因蘋果醋中含有鉀等豐富的礦物質，能有助改善高血壓，對保健養生、改善疲勞、養顏美容都極有功效。

具體而言，喝蘋果醋的好處有如下兩點：

（一）**排毒保健**。蘋果醋中含有果膠、維生素、礦物質以及酵素，其中的酸性成分能疏通軟化血管、消滅病菌、增強人體的免疫能力以及抗病毒能力，同時還能改善消化系統，幫助排除關節、血管、內臟器官中的毒素，所以對關節炎以及痛風也有一定的療效。

(二)補充人體所需營養。蘋果醋中含有天冬胺酸、絲胺酸、色胺酸等人體所需的胺基酸成分，還有磷、鐵、鋅等十多種礦物質，可補充人體所需營養。

蘋果醋雖好，但在喝的時候仍有幾點事項要特別留意：①喝蘋果醋的最佳時機是在餐後，因為蘋果醋中所含的醋酸、蘋果酸等有機酸有助於食物消化，尤其是吃太多，或是吃了不太好消化的食物之後，最好能喝一杯蘋果醋。②蘋果醋的醋酸較高，容易損傷牙齒的琺瑯質和喉組織，所以喝之前，最好能用白開水或是其他果汁稀釋。

葡萄醋

葡萄醋的原料就是葡萄。葡萄醋是將葡萄洗淨後榨成汁，再將榨好的汁加熱煮熟，然後將煮熟的葡萄汁放在木桶中慢慢自然發酵而成。

常喝葡萄醋能軟化血管、降血脂、降低膽固醇，不易造成血栓與心肌梗塞，還能減少腸道內不良細菌，有助益菌繁殖，健胃助消化，消除皮膚色斑，有美容健體的功能。此外，葡萄醋內所含有的多糖、鉀離子能降低體內酸性；有機酸可以分解乳酸和丙酮酸，有助緩解身體疲勞，增強體力，迅速恢復能量。

紅棗醋

紅棗醋是用紅棗或是紅棗原汁為原料，經兩次微生物發酵而製成，兼具了紅棗與醋的益處。紅棗能補氣養血，醋有強效的殺菌力，能促進肝臟機能，加強新陳代謝、抗癌等。紅棗本身就富含維生素C，因此紅棗醋中的維生素C與鐵元素含量也頗多。長期喝紅棗醋能夠補氣潤肺、補鐵補血、降血脂、降血壓，還能養顏美容抗衰老，抑制和降低人體衰老過程中形成的過氧化物，提升人體免疫力，對肝臟頗有幫助。

檸檬醋

檸檬醋主要是以檸檬配上穀物醋釀製而成，喝的時候要加水稀釋，水跟檸檬醋的比例最好是一：一〇。喝檸檬醋的功效有美白、減肥、增強消化、消暑解熱、消除口臭、排毒、促進尿酸代謝、預防感冒、潤腸通便等。

梅子醋

梅子醋是用梅子釀成，因為含有梅多酚、檸檬酸這兩種健康成分，一直以來都被視為是健康飲品之一。

梅子本身即含有多量的礦物質、有機酸、胺基酸等，極能促進人體新陳代謝。近年來更發現梅子有增進食慾、改善體質、防止食物腐敗、殺菌解毒、恢復疲勞、改善腸胃功能等效果。具體而言，食用梅子的好處有：

（一）**解毒**。梅子含有多種維生素、礦物質，有增強體力、強肝解毒的功效。

（二）改善體質。梅子為鹼性食品，含豐富蘋果酸、酒石酸、檸檬酸等有機酸以及鉀、鈣、鎂、鐵等礦物質，常吃能改善體質。

（三）提高免疫力。梅子中含有豐富的胺基酸以及抗氧化成分，能減少環境中有毒物質對人體的侵害並排除體內不良毒素，提高人體免疫力與抗體。

飲用梅醋能幫助改善疲勞、便秘、抗菌整腸，排便順暢就能有助肌膚恢復緊緻光澤，所以有養顏美容的功效。而且梅醋的酸味會刺激口腔自然分泌唾液，而唾液不僅可以用來滋潤口腔，還能消化食物，保護黏膜等。同時梅醋對上呼吸道感染以及感冒也有預防及治療的功效。此外，梅子醋還有解毒的功能，可以減輕肝臟負擔，強化肝臟機能；梅子醋中所含的枸櫞酸則能穩定血壓，並預防腎臟以及膀胱結石。

柳丁醋

柳丁本身含大量維生素C，能幫助人體免疫系統健康運行，也有助於美白肌膚。

喝柳丁醋時要加五倍的開水稀釋。由於柳丁屬芸香料植物，表皮有豐富的精油與檸檬苦素，泡成醋後會略帶有苦味，若無法接受的人也可以酌量加些蜂蜜飲用。

喝柳丁醋的效益有：幫助消化、止咳化痰、緩解支氣管發炎、抗過敏、防治動脈硬化、活化堆積在體內的酸性物質與黏膜廢物。

鳳梨醋

鳳梨醋又被稱為「食療之后」，因其可以有效處理堵塞性的問題，像是中風、酸痛、消化不良、氣血不足、產婦乳腺堵塞、結石、過敏性鼻炎、膽固醇過高、尿酸過高等問題，都可以藉由飲用鳳梨醋獲得改善。

鳳梨醋中有清血管及抗發炎的鳳梨酵素，以及可以幫助消化、分解毒素的醋酸菌，所以能清理血管內的髒東西。尤其是鳳梨酵素，好處很多。鳳梨酵素的主要成分是蛋白酶，其他還有磷酸酶、過氧化酶、醣蛋白、碳水化合物等成分，可以幫助人體消化食物。而且經研究表明，鳳梨酵素除了能抗發炎，還能溶解血栓、促進血流順暢、提高免疫力、促進血纖維蛋白分解、抑制水腫等，所以一般可用來舒緩疼痛、發炎的現象，而由於鳳梨酵素能緩解發炎的反應，也就能用來減輕過敏症狀，對有過敏性鼻炎的人來說很有幫助。其溶解血栓、使血液循環順暢的效用，則對預防心絞痛、中風以及老人痴呆很有效果。

具體來說，喝鳳梨醋有以下六大功效：①消脂、瘦身，促進體內脂肪分解；②清除血液中廢棄物質，預防心血管疾病、中風；③清除宿便、改善便秘、排毒；④預防結石，改善尿道炎與膀胱炎；⑤減輕鼻炎症狀；⑥改善退化性關節炎。

鳳梨醋效用雖多，但飲用時仍須注意，有骨折或骨質疏鬆症的人，喝鳳梨醋時要多補充含鈣量高的食物；有肌肉抽筋問題、胃酸過多、有消化性潰瘍、胃發炎疼痛不止的人不可以喝；不要和藥物同時服用，否則會降低藥效或是與藥物產生交互作用。

櫻桃醋

櫻桃的含鐵量很高，比蘋果高出許多，有助提升血紅素，有很好的補血作用，可以補充大腦血液；豐富的維生素A則比葡萄等水果高出四～五倍，有助保護眼睛視力。整體說來，櫻桃的營養價值有：①含鐵量高，能補充人體對鐵元素的需求，促進紅血球再生，可防治缺鐵性貧血、增強體質、健腦益智；②能調中益氣、健脾和胃、祛風溼；③改善食慾不振、消化不良；④養顏美容，使肌膚保持紅嫩潤白。但是有潰瘍症狀、上火的人不宜吃太多，糖尿病患者則要避免食用。

櫻桃醋是用櫻桃和食醋混合在一起泡制釀造而成，是一種保健果醋，含有豐富的維生素A、鐵元素以及胺基酸等營養成分，有保血、養血、保護視力、幫助恢復視力的作用，很適合長期使用電腦的人飲用。此外，櫻桃醋中豐富的鐵元素因能提高人體內血紅素含量，能有效治療貧血，尤其是缺鐵性貧血，還能幫助補充大腦及心肌各部位的血液，加速全身血液循環，經常飲用能有助肌膚維持細嫩白皙。

百香果醋

百香果的營養很豐富，富含維生素A、維生素C、磷、鐵、鋅、蛋白質以及粗纖維等，有消除油膩、幫助消化、強健肌膚、解酒等作用，但也因為百香果有通便的效果，所以若有腹瀉、腹痛等症狀時不宜食用，以免病情加劇。

百香果醋的味道甘酸、性平，有生津潤燥、清腸開胃、安神補血的功效，除了可治便秘、小便不利，在改善情緒憂鬱、消除疲勞、預防皮膚乾燥、養顏美容、抑制壞菌上也很有幫助。

具體而言，飲用百香果醋能有以下效用：①保護腸胃、排除體內毒素、改善腸道內菌叢構成；②促進代謝、降低膽固醇、清除人體內自由基，起到抗老養顏的作用。

李子醋

李子的性平、味甘酸，入肝、腎經，有生津止渴、清肝除熱、利水的功效。

李子的營養豐富，有微量蛋白質、脂肪、胡蘿蔔素、維生素A、維生素B_1、維生素B_2、維生素C、煙酸、葉黃素、堇黃質、新黃質、鈣、磷、鐵、天門冬素、谷胺酸、絲胺酸、甘胺酸、脯胺酸、蘇胺酸、丙胺酸等成分。在功效上則有促進消化、增加腸胃蠕動、清肝利水、止咳祛痰、養顏美容、降壓等效用。

將李子做成李子醋後飲用，能解便秘、預防感冒、補血、抗氧化、養肝等。

番茄醋

番茄含有豐富的茄紅素、枸櫞酸、蘋果酸、維生素C、維生素E、鉀以及芸香甘，能減少膽固醇以及中性脂肪的堆積，有清血功能，能預防及治療高血壓。而且可以促進糖的新陳代謝，保持血糖值的穩定，有效改善糖尿病、血糖過高等疾病。還能幫助潤腸通便、消除水腫、排除體內老廢物質、幫助減肥。

將番茄加醋做成的番茄醋有溫暖身體的成分，能改善手腳冰冷、加速新陳代謝、降膽固醇、降低身體對熱量的吸收，尤其番茄紅素能在夜間抑制脂肪堆積，所以很適合在晚飯後飲用。

番茄醋中所含的茄紅素是一種天然的類胡蘿蔔素色素，與維生素E同樣具有抗氧化的功能，能減少細胞膜上多元不飽和脂肪酸的氧化，維持細胞膜的完整性以及皮膚、血球細胞的健康，幫助延緩老化，同時也有助於預防白內障及老花眼。

龍眼醋

龍眼又稱桂圓，含有豐富的維生素B_1、C、P、葡萄糖、蔗糖、酸類蛋白質、脂肪等成分。龍眼性溫，適合溫補，保健功效好，有補心脾、益氣血、健脾胃、養肌肉等功效。

龍眼醋的功效與龍眼類似，入脾、肺心經，能安神，治療腦神經衰弱的症狀、增強記憶力、消除疲勞、補血、抗老、改善失眠心悸、體質虛弱等症狀。而且龍眼醋特有的芳香能刺激胃液分泌，在炎炎夏日中，有消暑解渴的功效。

楊桃醋

楊桃內含蔗糖、果糖、葡萄糖，含糖量是各種鮮果中最多的。但楊桃同時也含有豐富的維生素A、B_1、B_2、C、鉀以及有機酸糖體，有滋養人體、幫助消化等保健功能，對保養氣管及喉嚨也很有幫助。

楊桃的根、枝、葉、花、果都可以做藥用，《本草綱目》中提到楊桃時，說它「果，主風熱，生津，止渴」，傳統中藥將其用來治風熱咳嗽、咽喉疼痛、口腔炎、小便不利、牙痛、肝病、結石症、壞血病等。因楊桃性涼，有利尿的作用，對降血壓、驅暑降火也有顯著效果。

楊桃釀成醋後有利尿解毒、潤肺退火、清熱醒酒的功能，飲用後可改善喉嚨痛與聲音沙啞的症狀。

金桔醋

金桔又名金棗，性涼、味甘酸、入脾、胃經，有多種健康功效，能夠消食化痰、生津利咽、暢通血液、調節血壓、預防血管硬化、增強人體抗寒能力。金桔中所含的檸檬酸可以預防腎結石；豐富的玉米黃素、類胡蘿蔔素、葉黃素等類黃酮營養素則能清除人體內的致癌物質，預防癌症。同時，可以食用的金桔皮中所含檸烯的成分能對抗癌細胞增生、胃痛、膽結石。

將新鮮的金桔釀成醋，有助保健眼睛、生津開胃、預防感冒、潤肺止咳、順理氣血、減緩老化、保健皮膚、維護心血管健康、提神醒腦、預防牙齦出血、養顏美容等。金桔的許多營養都在皮裡，泡醋時最好能連皮一起泡，脾虛氣滯者尤其適合飲用。

枸杞醋

枸杞是我們常用的一種中藥，枸杞醋則是果醋的一種。

枸杞本身就營養豐富，富有藥效，與醋結合在一起後的好處更是不少，具體說來有消除疲勞、提高肝臟的解毒以及新陳代謝功能、抗老、軟化血管、降血脂、降低膽固醇、防止肥胖、養顏護膚、殺菌、明目、抗癌（枸杞中含有的微量元素鍺能有效抑制癌細胞生成和擴散）、提高免疫力、抗疲勞、增強學習記憶能力、增強人體造血功能等。

草木醋

所謂的草木醋，顧名思義就是用一般花草樹木釀成的醋，像是中藥材、西方香草植物或是一般花草都可用來釀醋。

大蒜醋

大蒜含有豐富的銅、鐵、鋅、鍺、硒等微量元素，還有俗稱大蒜辣素的「甲烷蒜基三硫化物」。大蒜素有卓越的抗菌、抗癌效用，能夠擴張血管、調節血壓、增強免疫系統、止瀉消炎、降血糖、促進血液循環、降低膽固醇等。

用大蒜泡醋的大蒜醋在日本有萬能調味料之稱，除了可當作普通的醋，加入料理中增添風味，還有許多健康效用，包括有：①幫助排出血管內老廢物質，使血管維持年輕狀態；②大蒜所含的維生素B_2能促進體內三酸甘油脂和內臟脂肪燃燒，有助減肥，而醋裡頭所含的胺基酸則能活化燃燒脂肪的酵素，可以抑制脂肪堆積；③大蒜中的二烯丙基二硫能幫助肝臟解毒、除去自由基，有效防癌；④大蒜中的大蒜素以及胡蒜素能促進維生素B_1的吸收，提供身體能量，醋中的檸檬酸和胺基酸則能分解除去身體因疲勞而囤積的乳酸，所以對消除疲勞很有效。

辣椒醋

辣椒中含有的辣椒素可以開胃、抗菌、抑殺胃腸內的寄生蟲、增強免疫力，對於預防神經痛、關節炎、壞血病、風濕症都有很好的效果。而且辣椒素還能刺激腎上腺素分泌，提升新陳代謝的速率，降低血液黏滯性。而辣椒素中的「柳酸鹽」作用與阿斯匹靈相似，所以經常被萃取用來鎮熱止痛。

具體而言，食用辣椒的效用有：①促進血液循環，減少血栓形成，對心血管疾病有一定的預防作用；②辣椒中豐富的維生素C可以降低膽固醇，改善心臟病及冠狀動脈硬化並預防膽結石；③辣椒含有較多的抗氧化物質，可預防癌症及其他慢性疾病；④增進腦細胞活性、延緩衰老；⑤促進消化液分泌，抑制腸內異常發酵；⑥辣椒能刺激人體釋放前列腺素E_2，有利促進胃黏膜的再生，因而能維持胃腸細胞功能，防治胃潰瘍。

基於以上辣椒的多項好處，飲用辣椒醋有增強免疫力、加速新陳代謝、幫助腸胃蠕動、有利排除毒素，讓臉色紅潤等功效。冬天時飲用辣椒醋則還有禦寒的效果。

牛蒡醋

牛蒡的食用價值很高，營養也很充足，牛蒡根更是重要的排毒草藥。牛蒡的性涼、味甘，有清熱解毒、消腫止痛、降三高、活血化瘀的功效，其粗纖維能促進大腸蠕動，幫助排便，降低體內膽固醇，有效減少體內毒素與廢物的囤積。

牛蒡醋是屬於用中藥材釀製而成的草木醋，其中所含的精胺酸可以促進荷爾蒙分泌，木直素則能抑制人體中有毒代謝物的形成，有效降低膽固醇，預防癌症。此外，因牛蒡能調節血糖，可以有效改善糖尿病，所以非常適合糖尿病患者飲用。但要注意的是，牛蒡能活血，孕婦以及女性在生理期間時要慎用。此外，因牛蒡能促進荷爾蒙分泌，有乳癌、乳房纖維瘤、子宮肌瘤、子宮頸癌以及卵巢癌的患者要忌食。

菊花醋

菊花含有多種營養素，有菊苷、黃酮類、膽鹼、揮發性精油、胺基酸、維生素A、維生素B群、硒、鉻等。其中的微量元素硒、鉻含量最豐富，而硒能抗老，鉻則能分解膽固醇。此外，菊花也有消炎去溼、消脂降壓、清血、有助血液循環的效用，很適合高血脂、飲食偏油膩的人群使用。

用菊花來釀醋，可養肝明目、去火清肝、消炎袪溼、消除頭痛昏眩、消脂減肥。按照中醫的說法，菊花醋入肺、肝二經，味甘美，能降火氣、除體溼，是非常溫潤的醋。

桂花醋

桂花的效用很多，除了可用以入菜增加風味，也能入藥。《本草匯言》中提到桂花時說：「散冷氣，消瘀血，止腸風血痢。凡患陰寒冷氣，瘕疝奔豚，腹內一切冷病，蒸熱布裹熨之。」整體而言，桂花的功效有化痰止咳（桂花中所含的芳香物質能夠稀釋痰液，促使呼吸道痰液排出）、行氣止痛、散血消瘀、消除口臭（桂花的香味能消除口中異味，有效消滅口中細菌）、溫補陽氣、暖胃（尤其對十二指腸潰瘍、胃寒胃痛很有療效）、潤腸通便、養顏美容。

桂花醋不僅是味道極佳的調味醋，也很潤肺，能夠止咳、生津化痰、整腸健胃、治療長期的胃病與風濕，還能降火氣、消除口臭、緩解牙痛、消除體內溼氣。

薰衣草醋

薰衣草的味辛、性涼，性質溫和，自古以來就被廣泛用於醫療上，包括莖、葉、花都可入藥，素有「百草之王」的稱號。

薰衣草有舒緩緊張情緒、鎮定心神、改善睡眠的功效，可以用來治療神經衰弱和失眠，還有保肝、降脂、降血壓、抑制腫瘤、健胃、排毒等效用。

至於薰衣草醋則有多重美容功效，不僅能淨化肌膚、收縮毛孔，讓肌膚完美無瑕，更能讓人放鬆身心獲得鎮靜的效果。

玫瑰花醋

玫瑰花醋不僅是調味品，也有很好的健康美容功效。就健康上來說，玫瑰花醋能促進血液循環、抗風濕、消炎淨血、降低高血壓、調整胃酸過多、控制體重、提升睡眠品質、調理女性經期不順（生理期間喝玫瑰醋能有助舒緩不適及痛經）、防止內分泌失調；就美容來說，玫瑰花醋的主要成分是醋酸，有很強的殺菌作用，能有效保護皮膚、頭髮，而其中所含有的豐富鈣質、胺基酸、花青素、檸檬酸、蘋果酸、β胡蘿蔔素及葡萄糖、木糖、蔗糖、維生素B_3等成分也都對皮膚很有好處，能改善皮膚乾燥問題、防止肌膚老化。

自己釀造玫瑰花醋時要留意一點，就是避免使用乾燥過程有添加人工香料與色素的玫瑰花瓣，另外也要避免使用農藥過多的玫瑰花。同時，孕婦以及心臟虛弱的人則要控制飲用的量。

迷迭香醋

迷迭香的味辛、性溫，能減輕疼痛、促進血液循環、改善掉髮現象、增強腦部功能、降血糖、強化肝臟機能、抗氧化、調理女性憂鬱情緒，也能幫助分解脂肪。

結合了醋所釀成的迷迭香醋，則能加強心臟功能與記憶力，還能用來治療風溼、消腫、減輕腹痛、安神助眠、消除腸胃脹氣。

除了內用，迷迭香醋也可用來洗頭。用迷迭香醋洗頭可去除頭皮屑，保護髮質。

薄荷醋

薄荷除了是香草，也能入藥、入菜，其性辛、涼，歸肺、肝經，在《本草綱目》中說：「薄荷辛能發散，涼能清利，專於消風散熱。」薄荷主要的功效有健胃祛風，以及改善感冒發燒、腹部脹氣、腹瀉、消化不良、咽喉腫痛、疏散風熱、清利頭目、理氣解鬱，是常見的食療用品。

薄荷醋利膽，是味良藥，對很多疾病、症狀都有緩解的效用，像是能治感冒、醒酒、消炎、減輕疼痛、舒緩咽喉痛，有助消化系統解除脹氣不適，還有治療皮膚病等功效。

第 4 章

健康美味的醋料理

草莓果酸醋飲料

草莓的營養豐富，含多種有效成分，包括果糖、蔗糖、蛋白質、檸檬酸、蘋果酸、水楊酸、果膠等營養物質，以及維生素B_1、B_2、C、鈣、鉀、鐵、磷、鋅、鉻等人體必需的礦物質和微量元素，維生素C的含量甚至比蘋果、葡萄都要來得高，更是人體必須纖維素以及黃酮類等成分的重要來源，是營養價值豐富的水果。整體而言，食用草莓的好處有：

（一）**消脂排毒**。草莓含有天冬胺酸，能幫助消脂排毒；豐富的維生素C能幫助消化、加速新陳代謝，讓身體更快、更多地燃燒熱量；果膠、木質纖維以及泛酸則能幫助分解體內脂肪、降低膽固醇、促進腸胃蠕動、改善便秘以及痔瘡，讓排便順暢。而且草莓屬高纖水果，若在飯前吃，能讓人擁有飽足感而減少食量，所以在歐美，草莓又被稱為「苗條果」。

（二）**增強免疫力**。草莓的維生素C約是蘋果的十倍，還有豐富的有機酸，能增強抵抗力、免疫系統，提高抗氧化的能力，若有運動習慣者，還能預防感冒。此外，若於感冒期間食用草莓，藉由補充維生素C，就能縮短病期。

（三）**促進食慾**。中醫認為，草莓性涼、味甘酸，有潤肺生津、健脾和胃、補血益氣的功效。草莓的口感、香氣都很酸甜，可以刺激消化腺分泌，提振食慾。

（四）**改善孕婦於懷孕時期的不適**。草莓含有豐富的維生素C以及其他有機酸，能緩解孕婦懷孕時期會有的噁心、孕吐等不適，同時也有幫助消化、減少脹氣以及避免胃酸逆流的功效。

（五）**養顏美容**。草莓豐富的抗氧化劑以及維生素C能有助延緩衰老，保持肌膚健康。

（六）**預防心臟病**。草莓的抗氧化劑和黃酮能幫助遏止會堵塞動脈的壞膽固醇生成，而且草莓也有抗炎的特性，所以能保護心臟。

（七）**增強記憶力**。草莓含有一種自然產生的類黃酮叫非瑟酮，能刺激信號通路，有助提高記憶力。跟據研究，若每周吃兩顆以上草莓，將能幫助年長者延緩記憶的衰退。

（八）**幫助骨骼發展**。草莓含有大量的鉀、錳以及其他一些重要的礦物質，有助促進骨骼生長和維持骨骼健康。

（九）**防癌**。草莓含豐富抗氧化劑和葉黃素，能抑制癌細胞生長。此外，大量的維生素C也能提高免疫力抵抗癌細胞，所以有助預防癌症。

◇材料

熟透的草莓　一公斤
穀物醋　一公升
冰糖（砂糖也可以）　一公斤

◇做法

1. 仔細洗淨草莓，去除掉蒂部和不好的部分。
2. 按草莓、冰糖的順序，一一放入容器中。
3. 加入穀物醋，放到太陽照不到的陰涼之處。
4. 一個星期後，取出草莓即可飲用。取出的草莓也可當作果醬用。

◇功效

1. 改善便秘。
2. 緩解疲勞跟肩膀痠痛。
3. 改善青春痘、面皰、雀斑。

◇備註

1. 患有胃潰瘍、慢性腎臟病造成血鉀數值較高者，或是脾胃虛寒、經常腹瀉的人要少吃草莓。

2.有尿路結石的患者，以及體溼痰多、肺寒咳嗽的人最好不要食用。

香蕉果酸醋飲料

香蕉的味甘、性寒，入肺、大腸經，有較高的藥用價值，功效為清熱潤肺、補充能量、保護胃黏膜、降血壓、通腸潤便、安神助眠、抗癌。

香蕉中幾乎含有所有的維生素以及礦物質，像是膳食纖維以及果膠成分，都有很好的通便效果，能充分潤滑腸道，讓糞便加速通過，避免廢物滯留在腸道中產生致癌物，所以能有效預防腸癌；寡糖能降低腸道的壞菌，增加腸道好菌；鉀能抑制鈉離子升壓及損壞血管，維持體內的鈉鉀平衡，防止血壓上升和肌肉痙攣；鎂則能消除疲勞。

食用香蕉的具體功效如下：

（一）**防治腸胃潰瘍**。香蕉中含有一種能預防胃潰瘍的化學物質——5羥色胺，這種物質會刺激胃黏膜細胞生長、繁殖，產生更多的黏膜來保護胃。而且香蕉也可以中和胃酸，緩解疼痛。

（二）**預防心血管疾病**。高血壓以及心腦血管疾病的患者體內往往是

「鈉」多「鉀」少，而香蕉中就含有豐富的鉀離子，可以維持人體內的鈉鉀平衡。而且鉀可以保持正常心肌收縮的協調作用，進而起到維持血壓穩定和預防心血管疾病的功效。

（三）**治療憂鬱症、舒緩情緒**。香蕉中含有胺基酸能幫助大腦產生6羥色胺酸，6羥色胺酸能讓人放輕鬆、心情變開朗。香蕉高含量的維生素B也能幫助舒緩神經系統，因此患有憂鬱症的人平時可以多吃香蕉來提昇情緒，減少悲觀失望的心情。

（四）**減肥**。香蕉中的澱粉含量很高，很容易讓人產生飽足感，而且澱粉在人體內要轉變成糖類需要一些時間，加上香蕉又是低卡路里的食品，所以不太會堆積過多的能量。

（五）**改善便秘**。香蕉中含有豐富的食物纖維，食物纖維中的果膠可以促進腸道蠕動，使排便順暢。

※中醫師小提醒：於每日早晨空腹吃香蕉一～二根，可改善痔瘡出血，大便乾結。

（六）**預防痛風**。香蕉中的鉀能幫助減少尿酸結晶沉澱在關節中，有助排出尿酸。

（七）**舒緩眼睛不適**。鉀能幫助人體排出多餘的鹽分，維持人體中的鈉鉀平衡，舒緩眼睛的不適。此外，香蕉中的胡蘿蔔素也能幫助舒緩眼睛疲勞。

◇材料

香蕉　一公斤
穀物醋　一公升
冰糖（砂糖也可以）　一公斤

◇做法

1. 將香蕉剝皮，切成約半公分寬的薄片，為防破散，可用紗布包起來。

2. 按香蕉、冰糖的順序，一一放入容器中。
3. 加入穀物醋，放到太陽照不到的陰涼之處。
4. 一個星期後，取出香蕉即可飲用。

◇功效

1. 有助減肥，消除便秘。
2. 使皮膚潤澤有彈性。

◇備註

1. 香蕉性寒，脾胃虛寒、胃痛、便溏腹瀉的人要謹慎食用。
2. 胃酸過多、有急慢性腎炎以及腎功能不全的人忌食。

檸檬果酸醋飲料

檸檬富含豐富的維生素C，能有效治療壞血病。就中醫的觀點來看，檸檬有清熱、殺菌、健脾、開胃、化痰以及止咳的功效。食用檸檬或是飲用檸檬汁，都有化食、解酒、減肥、美白潤膚的功效。

一般我們多不會直接食用檸檬，而會將檸檬榨汁或泡水來喝，喝檸檬水或檸檬汁的具體效用如下：

(一)**增加腸胃蠕動**。檸檬能促進胃的蛋白分解酶分泌，增加腸胃的蠕動。

(二)**防止形成腎結石**。檸檬汁中含有大量的檸檬酸鹽，能夠抑制鈣鹽結晶，進而避免形成腎結石，甚至有助於減輕結石的情況。

(三)**防治心血管疾病**。檸檬能緩解鈣離子促使血液凝固的作用，能用來預防和治療高血壓以及心肌梗死。

（四）**美白**。檸檬的維生素C含量很豐富，能防止和消除皮膚上的色素沉澱，防止臉上出現色斑。

（五）**維持記憶力**。檸檬所含的水溶性維生素C有抗氧化的功效，若能一天一杯檸檬水，將有助維持記憶力。

（六）**改善骨質疏鬆**。檸檬中含有檸檬酸，檸檬酸有助提高人體對鈣的吸收率，加強人體骨質密度，進而預防骨質疏鬆症。

（七）**改善疲勞，提高免疫力**。檸檬酸還有抗腸炎菌、沙門氏菌、腸道出血性大腸菌〇—一五七等食物中毒的效果，能減少人體內疲勞物質乳酸的產生。而且檸檬中豐富的維生素C有抗菌、提高免疫力的功效，常喝檸檬水不僅能補充維生素C，還能維護健康。

中醫師的小提醒

檸檬有祛暑、生津、止渴的功用，夏天天氣酷熱口渴，可以用檸檬汁三十克，開水泡飲。

◇材料

檸檬 一公斤

穀物醋 〇．八公升

冰糖（砂糖也可以）一公斤

◇做法

1. 用清水洗淨檸檬表面，把水擦乾，切成薄片。
2. 按檸檬、冰糖的順序，一一放入容器中。
3. 加入穀物醋，放到太陽照不到的陰涼之處。

4.一個星期後，取出檸檬即可飲用。

◇功效

1.保肝解毒，恢復體力。
2.淨化血液，保持血液內酸鹼平衡。
3.防止心臟病、高血壓。
4.預防腎臟疾病。
5.改善骨骼疏鬆症以及偏頭痛。
6.清除壞膽固醇。
7.排除硝酸鹽，防止癌病變。
8.促進腸胃蠕動、幫助排泄、改善便秘。

◇備註

患有胃潰瘍、胃酸分泌過多，或是齲齒者和糖尿病患者都要謹慎食用。

梅子酸醋飲料

梅子的性溫、味甘酸，入肝、脾、肺、大腸經，有斂肺止咳、澀腸止瀉、生津止渴、殺蟲安蛔、止痛止血的作用，可以用來治療久咳、久瀉、嘔吐、虛熱煩渴等病症。在營養學中，梅子屬於天然的「鹼性環保食品」，且被日本人稱為「鹼性食物之王」，有助平衡體內血液的酸鹼值，除了能有效中和「酸質酸化」的體質，還能預防因酸性體質所引起的各種疾病。

梅子含有豐富的礦物質、有機酸、胺基酸，能促進人體新陳代謝，近年來研究更發現，梅子能增進食慾、改善體質、殺菌解毒、恢復疲勞、改善腸胃功能，是擁有高健康價值的食品。

食用梅子的好處如下：

（一）**解毒**。梅子中含有多種維生素、礦物質，能促進新陳代謝，加強肝臟解毒的功效。

（二）**改善體質**。梅子為鹼性食品，又有豐富的蘋果酸、酒石酸、檸檬酸等有機酸以及鉀、鈣、鎂、鐵等礦物質，在改善體質上有很好的效果。

（三）**提高免疫力**。梅子中有胺基酸以及抗氧化的成分，能減少環境中有毒物質（如自由基）對人體的侵害，並排除體內不良的毒素，有助提高人體免疫力與抗體、預防疾病。

中醫師的小提醒

梅子可以改善久瀉久痢，又有生津止渴的功效，單味煎湯服即可。

◇材料

梅子　一公斤
穀物醋　一公升
冰糖（砂糖也可以）　一公斤

◇做法

1. 洗淨梅子，一一擦乾。
2. 按梅子、冰糖的順序，一一放入容器中。
3. 加入穀物醋，放到太陽照不到的陰涼之處。
4. 一個月後，不用取出梅子即可飲用，其中梅子也可當醃梅吃。
5. 喝的時候要先以水稀釋四～五倍後再喝。

◇功效

1. 淡化黑斑、老人斑，養顏美容。

2. 排毒、減肥。

3. 預防結石與骨刺。

◇備註

胃酸過多、外感咳嗽、溼熱下痢的人不宜食用梅子。

佛蒙特飲料

佛蒙特飲料又被稱為健康飲料或是長壽飲料，可以充分補給蘋果和蜂蜜中所含的礦物質和維生素。

中醫認為，蜂蜜性味甘、平，對腹痛、乾咳、便秘都很有療效，而且蜂蜜是由葡萄糖與果糖這兩種單糖構成，可以被人體直接吸收，不需要先被分解為單糖，所以較之白糖更容易為人體吸收。蜂蜜的成分除了有葡萄糖、果糖，還有各種維生素、礦物質和胺基酸，不論是直接吃或泡水喝，對身體都有不少好處：

（一）**抗疲勞**。蜂蜜所產生的能量約是牛奶的五倍，維生素、礦物質、胺基酸、酶類的含量也很高，能在很短的時間內為人體補充能量、消除人體疲勞，經常服用能使人精神煥發、精力充沛、增強對疾病的抵抗力、提高記憶力。而且在所有的天然食品中，蜂蜜所含大腦神經原需要的能量是最高的。大腦的工作若受到影響，身體有大半功能就會處於昏睡狀態。

（二）**抗過敏**。現代人多有過敏的困擾，而蜂蜜有消炎、祛痰、潤肺、止咳（尤其適用肺虛久咳，或肺燥乾咳等證）、治療花粉等引起的過敏，長時間服用還能緩解氣喘的發作，是一種營養豐富的食品兼藥品。

（三）**促進消化，潤腸通便**。蜂蜜可以促使胃酸正常分泌，還有調節胃腸功能、增強腸胃蠕動的作用，能有效縮短排便的時間，尤其適用於體虛津虧之腸燥便秘證。

（四）**有益心腦血管**。蜂蜜能有效改善血液成分，進而維護心腦血管功能，對有心血管疾病患者很有好處。

（五）**保護肝臟**。蜂蜜能促使肝細胞再生，且在一定程度上能抑制脂肪肝的形成，所以有保護肝臟的作用。

中醫師的小提醒

蜂蜜味甘而補，性平力緩，有補中益氣、緩急止痛之功。尤其像是脾胃虛弱者，常常覺得倦怠，胃口不好，肚子痛，拉肚子等，可以用蜂蜜來改善。

◇材料

蘋果醋　適量
蜂蜜　適量

◇做法

1. 以蘋果醋三、蜂蜜二的比例，到入杯中充分混合。
2. 用冷水稀釋到個人喜歡的口感即可。

◇功效

促進食慾、消除疲勞。

◇備註

糖尿病患不能服用蜂蜜。

佛蒙特優格

牛奶有多量的維生素與礦物質，像是維生素A、維生素B_2、鈣、鎂、鋅、鉀等，動物性蛋白質的品質也很良好，能提供多種且豐富的營養素，是最均衡的天然食品，也被稱為「天然的營養聖品」。

牛奶中的蛋白質屬於高生物價的完全蛋白質，含有人體所必需的胺基酸，可以充分被人體所吸收，用來修補、組成身體；乳糖則為主要的碳水化合物，既可提供熱量，也能促進腸道中益菌的生長，加強鈣質的吸收，而且牛奶本身也能補充鈣質。充足的鈣質能增強牙齒以及骨質密度，預防骨質疏鬆症；維生素A可以預防夜盲症、抗氧化；維生素B_2能養顏美容、滋潤肌膚、預防口角炎、保護眼睛。

雖然近年來有言論指出喝牛奶對人體不好，但只要不過量，適度飲用牛奶仍有好處，例如：

（一）**預防經前綜合症**。牛奶中豐富的鈣質與維生素可以大為緩解生理期間的疼痛，若有痛經困擾的女性，可加熱牛奶後飲用。

（二）**養顏美容**。牛奶中所含的胺基酸有保溼的效果，常喝牛奶能讓皮膚變得有光澤。

（三）**抗老，增強免疫功能**。牛奶中含有ＳＯＤ——超氧化物歧化酶——這是一種生物活性物質，可以增強人體免疫功能，促進新陳代謝，能有助抗老。

（四）**護胃**。牛奶中所含的碘、鋅和卵磷脂有護胃以及抗胃癌的功能，同時還能提高大腦的工作效率。

◇材料

蘋果醋　適量
蜂蜜　適量
牛奶　適量

◇做法

1. 將三大匙蘋果醋緩緩倒入牛奶中，邊倒邊攪拌。
2. 牛奶和醋混合成略成稠狀時，加入蜂蜜調至自己喜歡的濃度即可。

◇功效

1. 降低罹患高血壓的風險。
2. 預防骨質疏鬆。
3. 有益腸道健康，排出宿便。
4. 促進代謝、美肌。

◇備註

1. 牛奶會刺激胃腸黏膜分泌大量胃酸，有消化道潰瘍的患者不適合喝牛奶。
2. 牛奶中的鈣、鹽、磷鹽等會與人體內的亞鐵結合成不溶性化合物，影響鐵的吸收利用，有缺鐵性貧血患者不適宜喝牛奶。

3. 常腹脹、多屁、腹痛、腹瀉者不適宜喝牛奶，有可能會使這些症狀加劇。

黑糯米醋泡黑豆

黑豆又稱黑大豆或是烏豆，就中醫來說，黑豆的味甘、性微寒，能除熱解毒、健脾利溼、補腎益陰。明朝李時珍的《本草綱目》記載：「黑豆入腎功多，故能治水、消脹、下氣、制風熱而活血解毒。」《本草綱目拾遺》中則說黑豆「服之能益精補髓，壯力潤肌，髮白後黑，久則轉老為少，終其身無病」。在《本草綱目》中，記載著黑豆用來治病的處方就多達五十九條，但簡言之，黑豆的藥用價值就是「活血解毒」。

黑豆一般可以分為青仁豆以及黃仁豆。青仁豆的蛋白質、維生素、鐵質等含量較為豐富，藥用價值比較高，在中醫裡頭屬於滋補的佳品。

黑豆的營養豐富，除有蛋白質、脂肪、維生素、微量元素等營養成分，還有黑豆色素、黑豆多糖以及異黃酮等多種生物活性物質，具體含有的營養物質如下：

（一）蛋白質：黑豆的優質蛋白居各種豆類之首，因此有「豆中之王」的美譽，也被稱為「植物蛋白肉」。

（二）脂肪酸：亞油酸是一種不飽和脂肪酸，是人體中十分重要的必需脂肪酸，在調節膽固醇的代謝上有非常重要的作用。若缺乏亞油酸，膽固醇會與飽和脂肪酸結合，沉積在人體內，導致動脈硬化。因此，亞油酸又有「血管清道夫」的美稱。

（三）黑豆灰分：人體需要的各種無機鹽都是來自食品的灰分，而黑豆中的灰分含量不僅高於其他豆類，其中所含的鋅、銅、鎂、鉬、硒、磷等礦物質以及微量元素含量也比較高。

（四）維生素：黑豆中含有多種維生素，尤其是維生素E。維生素E是一種脂溶性的維生素，是最主要的抗氧化劑之一，能抗氧化、保護人體細胞免受自由基的毒害。

（五）異黃酮：經研究證實，黃豆的異黃酮含量極為豐富，但黑豆的異黃酮含量則比黃豆還要多。異黃酮與女性雌激素的結構相似，所以又有「植物雌激素」之稱。

（六）皂苷：皂苷是一種有重要藥用價值的植物活性成分，而黑豆皂苷則能保護遺傳物質DNA免受損傷。同時，皂苷也能清除活性氧，穩定細胞膜、抑制細胞膜系統內鈣離子水平的異常升高，以達到保護生物膜以及亞細胞結構的完整性作用。

（七）多糖類物質：黑豆多糖屬於非還原性、非澱粉性多糖，清除人體自由基的效用很好。而且黑豆多糖還可以促進骨髓組織的生長，能刺激造血功能再生。

（八）黑豆色素：黑豆色素是黑豆重要的生物活性物質之一，也同樣有抗氧化的作用。

由於黑豆含有上述多樣的營養物質，在保健上也頗有效用，例如：

（一）**降膽固醇**。黑豆中豐富的異黃酮跟卵磷脂都有抗動脈硬化、降低膽固醇的效用。而且黑豆不含膽固醇，只有植物固醇，而這種植物固醇能抑制人體吸收膽固醇，也有降低血液中膽固醇含量的作用。

（二）**補腎**。中醫認為，黑色的黑豆屬水，可以補腎，而腎氣足了就可以讓我們的肌膚變得光滑潤澤，減少皺紋。而且常吃黑豆可以降低因色素沉澱所產生的黃褐斑和老年斑，所以是很好的肌膚美容食品。

（三）**美容養顏**。黑豆中含有豐富的維生素E，約是肉類的五～七倍，同時黑豆皮也有花青素，花青素和維生素E都是很好的抗氧化劑，能清除人體內的自由基、減少皮膚皺紋、去除色斑，有效常保青春，養顏美容。

（四）**排毒減肥**。黑豆中有高含量的粗纖維，粗纖維有很好的通便作用，能促進腸胃蠕動，幫助排便，因而能防止便秘、有效排毒、減肥。

（五）**改善貧血**。黑豆皮的提取物能夠提高人體對鐵元素的吸收，食用帶皮的黑豆，能有效改善貧血症狀。人體中含有一種叫做

「鐵調素」的分子，能調節人體鐵質的穩定狀態和代謝。若鐵調素過於活躍，血液中的含鐵量就會下降，進而限制了紅血球的合成導致貧血。而黑豆皮提取物能有效抑制鐵調素的活躍度，改善造血功能。

（六）防止大腦老化。黑豆中所含蛋黃素能健腦益智，防止大腦因老化而遲鈍。此外，黑豆還含有鈣、磷、鐵、鋅、銅、鎂、鉬、硒、氟等豐富的微量元素，這些微量元素能延緩大腦衰老，降低血液黏滯度，保持身體功能的完整。

中醫師的小提醒

黑豆有健脾利溼之功，可以改善脾虛身面浮腫。

◇**材料**

米醋　適量

黑豆　適量

蜂蜜　少許

◇**做法**

1.洗淨黑豆並晾乾。

2.將晾乾的黑豆放入鍋中以中火乾炒，等黑豆皮都爆開，再轉小火炒約五分鐘。

3.將炒好的黑豆放入容器中放涼。

4.將米醋倒入放涼的黑豆中，要淹沒黑豆。

5.泡約兩小時即可加上蜂蜜拌勻食用。

◇功效

1.治療腎虛、補腎。
2.美容、減肥、烏髮。
3.改善便秘、高血壓、高血脂、糖尿病等疾病。
4.明目、改善眼睛疼痛、乾澀的症狀，對近視等眼部疾病都有很好的作用。

◇備註

1.對植物蛋白過敏以及消化不佳者忌食。
2.每天食用黑豆最好不要超過二十克。

醋泡花生

根據中醫的說法，花生性平，味甘，入脾、肺經。能潤肺化痰，和胃補脾、清咽止咳，改善浮腫、腳氣，主治營養不良、食少體弱等。

花生又有「長壽果」之稱，其中所含蛋白質為小麥的兩倍，且容易被人體吸收利用。花生還有豐富的不飽和脂肪酸、大量的β穀固醇（一種植物固醇）能預防大腸癌、前列腺癌、乳腺癌以及心血管疾病；白藜蘆醇能抵禦癌症、抑制血小板凝聚、防止心肌梗塞與腦梗塞；鋅則能能增強免疫功能，延緩衰老。

花生所含豐富的蛋白質中有人體必需的幾種胺基酸，營養價值比糧食還高，不止能清熱、活血，常吃還有防癌的作用，而且價錢親民，是平價的保健食品。具體而言，食用花生的養生功效有：

（一）**降低膽固醇**。花生中的脂肪可使肝內的膽固醇分解為膽汁酸，促進排泄，進而降低血中膽固醇含量，可預防動脈粥樣硬化、冠心病以及高血壓。

（二）**延緩衰老**。花生中高含量的蛋白以及胺基酸可以延緩衰老，提升記憶力，並增強肝臟的解毒功能。同時，花生中的維生素E以及鋅也能抗老化、延緩腦功能衰退、增強記憶。

（三）**改善貧血**。花生紅皮中含有纖維質、蛋白質、脂肪以及多酚類等營養物質，有補血、改善貧血症狀的功效。

（四）**控制食慾**。花生中含有油脂、纖維素和蛋白質，在這些營養素共同作用下，花生能帶給人們維持長時間的高飽足感。而且花生可以穩定血糖，若是早餐吃一些花生或花生醬，就不容易馬上感到飢餓。

（五）**控制血糖，降低罹患糖尿病的風險**。花生可以減緩碳水化合物的吸收，所以早上吃花生可以讓血糖值一整天都維持較低的水準。

（六）**有益心臟健康**。花生屬於堅果類，堅果當中的脂肪酸以及其他營養素可降低低密度脂蛋白膽固醇，也就是所謂的「壞膽固醇」，所以能促進心臟健康。

（七）**降低罹患大腸直腸癌的風險**。花生纖維組織中的可溶性纖維被人體消化吸收時會像海綿一樣吸收液體和其他物質，並膨脹成膠帶體隨糞便排出體外，進而能降低有害物質囤積在體內，並防止其所產生的毒性作用，因而能減少腸癌發生的機會。同時，花生的油脂可以潤腸通便，所以也可以改善糞便乾硬型的便秘。

（八）**幫助凝血**。花生紅皮能抗纖維蛋白溶解、促進血小板生成、幫助凝血，所以對各種出血症都很有助益。

（九）**健腦**。花生內含有卵磷脂與腦磷脂，是神經系統不可或缺的重要物質，能延緩大腦功能衰退，提高青少年以及兒童的記憶力。而且花生中的膽鹼也同樣有健腦益智的功能。

◇**材料**

原味熟花生　五〇克
米醋　適量

◇**做法**

1. 將原味熟花生放到密封的罐子裡並加入米醋，米醋要淹過花生。
2. 蓋上蓋子密封好，約一星期後即可食用。

◇**功效**

1. 緩解動脈硬化、軟化血管、防止血壓升高、減少膽固醇堆積、有效防治心血管疾病。
2. 清熱、活血、保護血管壁、防止血栓形成。

◇**備註**

1. 食用花生要適量，最多十幾粒即可。
2. 腸胃虛弱者，不宜將花生與黃瓜、螃蟹一起吃，否則容易導致腹瀉。

中醫師的小提醒

1. 本品質潤多脂，故體寒溼滯及腸滑便泄者不宜食用。
2. 霉花生不能食，因其易產生黃麴毒素，可誘發肝癌。

醋泡薑

生薑有「治百病」之說，其味辛性溫，能發散風寒、發汗去溼、化痰止咳，又能溫中止嘔、解毒。簡單來說既可以驅逐身體的寒氣，也可透過發汗來排除人體內的溼氣、消除浮腫。長期喝冰飲或吃寒性食物容易造成體內「寒溼積聚」，無法順利排出累積的水分而造成水腫，但薑可以幫助發汗、去除溼氣，利水消腫。

就中醫學上來看，薑性溫。乾薑性斂，對止腹瀉甚有療效；生薑則散、降。

就營養學來說，薑可以對抗發炎、清腸、減輕痙攣和抽筋以及刺激血液循環。薑之所以能促進末稍血液循環，主要是因為其中含有一種成分叫「薑辣素」，薑辣素能擴張血管、幫助提高新陳代謝、促進脂肪燃燒，所以也是一種有助於瘦身的成分。除了有助瘦身，薑辣素還能抑制頭痛、嘔吐、提高體溫、殺菌、促進膽汁分泌，增強免疫力以及抗癌。

除了薑辣素，薑還含有「薑烯酚」這個成分。薑烯酚會促進體內脂肪以及醣類燃燒來提高體溫，所以也有減肥的效果。而且和薑辣素一樣，薑烯酚也能擴張血管、促進血液循環、提高免疫力、幫助身體抗氧化、抗菌，還有解毒的作用。所以說薑也是一種很強的抗氧化劑以及殺菌劑。

中醫師的小提醒：

中醫師的小提醒

1. 生薑自古即作為調味和開胃，是常用的食療佳品，止嘔作用甚佳，有「嘔家聖藥」之稱，尤其以治胃寒嘔吐最宜。可以用生薑、橘皮各十二克，水煎服。
2. 生薑也有解毒功效，用於食物中毒，以生薑、蘇葉各三十克，水煎服，即可緩解中毒症狀。

◇材料

生薑　一塊
米醋　適量

◇做法

1. 將生薑洗淨切片。
2. 將生薑片與米醋一起放入罐子中，醋需淹沒過生薑。
3. 密封好罐子後放到冰箱裡一星期即可食用。

◇功效

1. 養護脾胃
2. 清熱、活血、保護血管壁、防止血栓形成。

◇備註

1. 一天只需吃二～四片薑片即可。
2. 建議於早晨食用較有效。

中醫師的小提醒

1. 本品不宜久服。
2. 內有實熱，或患痔瘡者不適合用生薑。
3. 爛薑勿用。

醋泡大蒜

大蒜既是常用的香辛料也有很好的藥用、保健功能，可以助消化、健胃與殺菌。根據近年來的研究指出，大蒜在防癌、抗氧化、預防心血管疾病、延緩老化上也有很好的功效。像是大蒜中的有機硫化合物就能有效抑制大腸癌細胞。

用大蒜來治病的歷史很久遠，不只是中國，在埃及、希臘、羅馬、印度都有用大蒜來治病（例如心臟病、關節炎）的記載。至於在中國古代，除了會用大蒜來治療毒蟲造成的傷害、痢疾，也會配合用醋來治療寄生蟲疾病，李時珍在《本草綱目》中對大蒜的療效更有詳細的記載。

根據《本草綱目》的記載，大蒜可以治療便毒諸瘡、產腸脫下、小兒驚風。現代醫學則認為大蒜能夠提高人體免疫力、降低血壓、幫助穩定血糖，且有助於治療動脈硬化、關節炎、氣喘、癌症、血液循環問題、消化問題、以及心臟與肝臟方面疾病。

具體而言，大蒜的養生功效有如下幾項：

（一）**防治腫瘤和癌症**。大蒜中有一種含硫的化合物，這種化合物能促進腸產生一種酶，或被稱做「蒜臭素」的物質。這種物質能增強人體免疫力，阻止脂質過氧化以及抗突變，以消除留在腸道中的物質引發腸道腫瘤的危險。而且大蒜中的鍺和硒也可以抑制腫瘤細胞和癌細胞的生長。

（二）**抗疲勞**。大蒜中含有大蒜素，有研究發現，若大蒜素與維生素B_1結合，將能有效消除疲勞、恢復體力。

（三）**防治心腦血管疾病**。大蒜可以防止脂肪沉積在心腦血管中，並促進脂肪代謝、增加纖維蛋白溶解活性以降低膽固醇。而且大蒜可以抑制血小板凝聚、降低血漿濃度、增加微動脈的擴張度，促使血管舒張、調解血壓，進而抑制血栓形成並預防動脈硬化。

（四）**殺菌**。大蒜中含有大蒜素以及辣素硫化丙烯，這些成分有很強的抗菌消炎作用，能抑制、殺滅桿菌、真菌、病毒以及多種球菌等。硫化丙烯對病原菌和寄生蟲也有很好的殺滅作用，可以預防感冒，減輕發燒、咳嗽、喉嚨痛以及鼻塞等感冒症狀。

（五）**穩定血糖**。生大蒜能促進胰島素分泌、增加組織細胞對葡萄糖的利用度，所以能降血糖，保持血糖穩定度，預防糖尿病。

（六）**保固腸胃**。大蒜能有效抑制、殺死會引起腸胃疾病的細菌病毒，並清除腸胃內的有毒物質，還能促進食慾，加速消化。食用少量大蒜能促進胃蠕動及胃酸分泌。

（七）**保護肝臟**。大蒜含有微量元素硒，藉由參與血液的有氧代謝就能清除毒素，減輕肝臟的解毒負擔，進而保護肝臟。

中醫師的小提醒

大蒜有溫中消食的功效，用於胃脘及腹中冷痛，取大蒜頭二個煮粥服食，或生食亦可。

◇材料

蒜頭　半斤
米醋　適量

◇做法

1. 將大蒜剝皮後放入容器中。
2. 將米醋倒入容器中，要淹過大蒜。
3. 密封好罐子後，放置陰涼通風處約二十～三十日後即可食用。

◇功效

1. 強身健體、預防感冒、增強抵抗力。
2. 暢通血管、降低膽固醇。

◇備註

1. 醋泡大蒜既可喝醋也可吃蒜。喝醋時不要空腹喝，每次喝一茶匙即可。喝時可加三倍清水稀釋醋之後再飲用，也可加蜂蜜調味。大蒜一次吃二～三瓣即可。
2. 每天吃蒜不要超過三瓣，體質虛、腸胃弱的人則不要超過一瓣。
3. 吃完大蒜不要馬上喝茶，因為有可能會引發胃痛或消化不良。

中醫師的小提醒

1. 本品不可久服、過服，恐動火、耗血，有礙視力。
2. 陰虛火旺者不適宜服用。

醋泡黃豆

黃豆又名大豆，是人類目前所知功能最多也最完整的食物之一，是營養價值很高又非常普遍的食品，既能做成豆製品、入菜，也能當作中醫附方藥。根據中醫說法，黃豆味甘、性平、氣平、無毒，入脾、大腸經，有健脾寬中、潤燥消水、清熱解毒、益氣的功效，主要能用來治療疳積瀉痢、腹脹羸瘦、妊娠中毒、瘡癰腫毒等，還能抗菌消炎，對結膜炎、口腔炎、咽喉炎、腸炎都很有效。根據《日用本草》*1 的記載，食用黃豆可以「寬中下氣，利大腸，消水脹。治腫毒。」《本草匯言》*2 則說黃豆：「煮汁飲，能潤脾燥，故消積痢。」

現代醫學研究表示，黃豆不僅不含膽固醇，還能降低人體膽固醇，減

＊註 1：《日用本草》，元代吳瑞所撰寫的本草書。

＊註 2：《本草匯言》，明朝倪朱謨撰，明代著名本草著作之一。

少動脈硬化發生，預防心臟病等。

具體來說，食用黃豆的好處有：

（一）**增強免疫力，抗氧化**。黃豆中含有豐富的蛋白質，素有「植物肉」之稱。人體中若蛋白質不足，免疫力就會下降，且容易疲勞。此外，黃豆還有多種人體必需胺基酸，也可以提高人體免疫力。黃豆中的大豆皂苷除了能清除體內自由基，有抗氧化的作用，也能抑制腫瘤細胞生長，增強人體免疫機能。

（二）**預防心血管疾病**。黃豆中的卵磷脂可以去除附在血管壁上的膽固醇，防止血管硬化、預防心血管疾病。卵磷脂同時還能防止過多脂肪積存在肝臟內，因此能有效防治因肥胖所引起的脂肪肝。

（三）**幫助排便**。黃豆中的可溶性纖維可幫助排便，有效改善便秘，同時還能降低膽固醇含量。

（四）**降低血糖**。黃豆中含有一種抑制胰酶的物質，對降血糖有一定的作用，能有助進行糖尿病的治療並抑制體重增加。而大豆纖維也能調整血糖值，對糖尿病患者頗有助益。

（五）**減輕女性更年期症狀**。女性進入更年期後會減少雌激素的分泌，黃豆中所含的大豆異黃酮是一種植物性雌激素，結構與雌激素相似，也有雌激素的活性，因此能減輕女性更年期的綜合症狀，還有預防骨質疏鬆症的效用。

（六）**改善大腦功能**。黃豆中的大豆卵磷脂是大腦重要組成成分之一，大豆卵磷脂中的甾醇可增加神經機能和活力，所以適量吃黃豆可以改善大腦功能，預防老年痴呆。此外，黃豆中的蛋白質也可增加大腦皮層的興奮與抑制功能，能提高學習以及工作的效率。

（七）**美白護膚**。除了大豆異黃酮含植物性雌激素可以改善皮膚的老化，黃豆中所含的亞油酸也能有效抑制皮膚細胞中黑色素的合成。此外，黃豆中也含有豐富的蛋白質。蛋白質是人體重要且不可缺少的營養物質，細胞的主要原料就是蛋白質，包括皮膚、肌肉、毛髮、指甲等都少不了蛋白質，若是蛋白質不足，除了可能影響生長發育、造成營養不良，還會使皮膚粗糙、皺紋增多、落髮、白髮等。適量食用黃豆就能補充蛋白質，使肌膚柔嫩細緻有彈性，頭髮烏黑亮麗。

（八）**防癌**。經實驗發現，黃豆的蛋白酶抑制素可以抑制多種癌症，尤其在抑制乳腺癌上最為顯著；大豆異黃酮對癌症的起始因子有抑制作用；皂素是一種抗氧化物質，可以抑制自由基，預防癌症，也能改變大腸癌細胞的細胞膜通透性，抑制癌細胞。皂素與膽固醇以及膽酸結合後，能保護腸道內膜不受膽酸的刺激與影響，可避免大腸、結腸癌變。

（九）**降血脂**。黃豆的植物固醇有降低血液膽固醇的作用，在腸道中減少膽固醇的吸收。有很好的降脂效果。

（十）**保護聽力**。黃豆中含有多量的鐵和鋅，充足的鐵質可以擴張微血管、軟化紅血球，確保耳部的血液供應，所以能有效預防聽力減退。

（十一）**降低血壓**。黃豆中豐富的鉀元素可以促使排出體內過多的鈉鹽，許多高血壓患者的情況都是攝入過多的鈉、過少的鉀，所以服用適量的黃豆能有輔助降血壓的效果。

中醫師的小提醒

1. 黃豆有補脾益氣的功效，可以改善脾氣虛弱的人，經常消化不良、倦怠乏力、肢體浮腫等症狀。
2. 黃豆食用前宜高溫煮爛，並且不宜食用過多，以免妨礙消化而導致腹脹。

◇材料

黃豆　適量

米醋　適量

◇做法

1. 黃豆洗淨、炒熟後放入容器中。
2. 將米醋倒入容器中。醋與黃豆的比例為二：一。

3.密封好罐子後放置陰涼通風處約七日後即可食用。

◇功效

1.防治高血壓、降血脂、膽固醇、軟化血管，預防動脈粥樣硬化。
2.幫助減肥。
3.促進肌膚細胞新陳代謝，淡化黑色素。

◇備註

1.消化功能不佳，或是有慢性消化道疾病的人要謹慎服用。
2.罹患有嚴重肝病、腎臟病、痛風、消化性潰瘍的患者忌食。

醋泡核桃

核桃又稱胡桃，是食療的佳品，藥用價值很高，在中醫上的應用很廣泛，無論是單獨生吃、入菜還是入藥，都有補血養氣、補腎填精、止咳平喘、潤燥通便的功效。就中醫的說法，核桃性溫、味甘、無毒，微苦、微澀，入腎、肺、大腸經，有健胃、補血、補腎、潤肺定喘、養神、潤腸通便等功效。《神農本草經》中說，久服核桃可以輕身益氣，是延年益壽的上品。李時珍的《本草綱目》中則記載核桃能「補氣養血，潤燥化痰，益命門，處三焦，溫肺潤腸，治虛寒喘咳，腰腳重疼，心腹疝痛，血痢腸風」的功效。

至於現代醫學研究則證實，核桃中的磷脂對腦神經有很好的保健作用；核桃油中的不飽和脂肪酸有防治動脈硬化的功效；微量元素鉻有促進葡萄糖利用、膽固醇代謝和保護心血管的功能。而且核桃在鎮咳平喘上也十分有效，對患有慢性氣管炎以及哮喘病的患者來說都頗有療效。此外，核桃也廣泛用於治療神經衰弱、高血壓、冠心病、肺氣腫、胃痛等疾病。

核桃中含有豐富的營養素，有蛋白質、脂肪、碳水化合物，以及人體所必需的鈣、磷、鐵、銅、鎂、鉀、維生素B_1、維生素B_2、維生素B_6等多種維生素和礦物質，還有胡蘿蔔素、核黃素等多種維生素，所以有「長壽果」「養生之寶」的美稱。

核桃中的脂肪主要成分是亞油酸甘油脂，可以減少腸道對膽固醇的吸收，對高血壓、動脈硬化患者都很有幫助，而且這些油脂也能供給大腦基質所需。

核桃中的鋅、錳是腦垂體的重要成分，多吃能補充大腦營養，有健腦益智的作用。在《本草綱目》中就說，多吃核桃能「補腎通腦，有益智慧」。

除了健腦、補腦，食用核桃還有多種功用：

（一）**強身健體**。人體的衰老、罹癌以及其他疾病都與體內產生過量的自由基有關，要對抗自由基就得要有抗氧化物質，而核桃中就有多量的抗氧化物質，所以食用核桃能減少受到疾病的侵害。

（二）**提高記憶力，改善失眠**。核桃蛋白質中含有賴胺酸，賴胺酸是人體必需胺基酸之一，能增強免疫功能、提高中樞神經組織功能等。從核桃中攝取賴胺酸能促進人體生長發育、改善失眠以及改善智力、記憶力。

（三）**預防心血管疾病**。核桃脂肪中含亞麻油酸，亞麻油酸可以降低血脂、減少血液中膽固醇含量、軟化血管、降血壓、促進血液循環，因此可以有效預防、減少高血壓、心絞痛、冠心病、動脈粥樣硬化等心血管疾病的發病率。

（四）**延緩衰老**。核桃中含有豐富的維生素E，而維生素E可以使細胞免受自由基的氧化損害，防止細胞老化，是醫學界公認的抗衰老物質，既能延緩衰老，也能健腦、增強記憶力。

（五）**預防失智症**。核桃中所含的卵磷脂與蛋白質、維生素並列為

「第三營養素」，能增強大腦活力、消除大腦疲勞、增強記憶力、提高學習以及工作的效力，還能修復受傷的腦細胞，預防失智症。

（六）**烏髮**。核桃中所含有的亞麻油酸、鈣、磷、鐵能美容肌膚、幫助烏髮，所以常吃核桃能防治落髮以及頭髮過早變白。

◇材料

核桃　適量
米醋　適量

◇做法

1. 將核桃仁泡在醋中。
2. 密封十天後即可食用。

◇功效

1. 健胃消食。
2. 補血、潤肺、養神、潤膚。
3. 黑髮、健腦防老。

◇備註

核桃含有較多的脂肪，吃多了會影響消化，一次不宜吃得過多。

中醫師的小提醒

1. 容易腹瀉者不宜服用本品。
2. 陰虛火旺、痰熱咳嗽者不宜服用本品。

醋洋蔥

洋蔥是很常見的蔬菜，營養成分也十分豐富，有豐富的鉀、維生素C、葉酸、鋅、硒以及纖維質等營養素，還有槲黃素以及前列腺素A這兩種特殊的營養物質，有卓越的健康功效，因此有「蔬菜界皇后」的稱號。

洋蔥因為富含硫代亞硫酸鹽以及槲黃素，可以用來治療糖尿病、女姓不孕症、呼吸道疾病以及腸胃道疾病，所以也被稱為萬靈丹。

槲黃素又被稱為槲皮素，是多酚的一種。根據研究報告指出，人體從洋蔥中吸收的槲黃素速度會比從蘋果、茶中吸收要來得快三倍以上，而槲黃素具有強力的抗氧化作用，可以去除體內的自由基，並且刺激免疫細胞、提高身體免疫功能，有效抗老化，此外還有抗過敏、抗發炎、保護胃潰瘍以及結腸癌、食道癌、乳癌、活化白血球的功效。若和黑醋一起醃製食用，能有效改善身體的過敏症狀。

根據中醫的說法，洋蔥辛溫，走肺經、脾胃與肝，尤其對肝臟的代謝有良好的功效，能幫助降血脂。有潤腸、理氣和胃、發散風寒，主治外感風寒無汗、鼻塞、積食不消、高血壓、高血脂等。

食用洋蔥的效用頗多，具體來說可以歸納成以下幾項：

（一）**殺菌、預防感冒**。洋蔥中含有大蒜素，大蒜素是植物殺菌素，有很強的殺菌能力，可以有效抵禦流感病毒、預防感冒。同時，當人體經由呼吸道、泌尿道、汗腺排出大蒜素，大蒜素也會刺激這些位置的細胞管道壁分泌，因此能祛痰、利尿、發汗以及抑菌防腐。

（二）**幫助消化**。洋蔥中的蔥蒜辣素可以刺激胃酸分泌，促進腸道蠕動，增進食慾，對改善消化不良很有效用。而且洋蔥裡頭的硫磺成分會在大腸中與蛋白質、細菌結合，形成硫化氫，促進腸蠕動。豐富的可溶性纖維也有刺激腸運動的效用，寡糖則能抑制腸內壞菌增殖，對改善便秘很有效用。

（三）**防癌**。洋蔥富含硒元素和槲黃素，硒是一種抗氧化劑，可以刺激人體免疫反應，進而抑制癌細胞的分裂與生長，並降低致癌物的毒性。槲黃素則能抑制癌細胞活性以及癌細胞的生長。

（四）**維護心血管健康**。洋蔥含有前列腺腺素A，這個成分是天然的血液稀釋劑，能夠擴張血管、降低血液黏度，所以能降血壓、預防血栓形成。患有高血壓、高血脂和心腦血管疾病的患者常吃洋蔥有保健的作用。

（五）**降血糖**。洋蔥也能夠降血糖，這是因為洋蔥裡頭含有黃尿丁酸。黃尿丁酸是與降血糖藥甲磺丁脲相似的有機物，能使細胞更好地利用糖分，並在人體內產生強力的利尿作用。

（六）**美容**。洋蔥含有豐富的維生素C、尼克酸，這兩種物質能促進形成細胞間質並修復受損傷的細胞，使皮膚光潔、紅潤、富有彈性。而硫質、維生素E等則能防止不飽和脂肪酸生成脂褐質色素，可以預防老年斑。

中醫師的小提醒

1. 洋蔥不宜多食，多食易目糊和發熱。
2. 熱性病後不宜食用洋蔥。

◇材料

洋蔥　兩個（約五百克）
醋　一五〇毫升
蜂蜜　一〇〇毫升
鹽　一小匙

◇做法

1. 將洋蔥剝皮，對半切成薄片。
2. 將醋、蜂蜜、鹽到入瓶中混和均勻。

3. 將洋蔥加入2的瓶中。2的量要能淹過洋蔥。
4. 蓋上蓋子，放入冰箱五天即可食用。

◇功效

1. 改善耳鳴、便秘、失眠、暈眩。
2. 防治糖尿病、高血壓、過敏。
3. 瘦身美容。
4. 預防癌症、骨質疏鬆。

◇備註

1. 將醋洋蔥放進冰箱冷藏，可保存一個月。
2. 每天食用洋蔥五〇克，喝醋十五毫升即可。

附　　錄

醋的外用、美容法

醋除了可以內服，外用也很有效。醋的外用功效有以下幾項：

肌膚護理

把醋加入水中稀釋後用來洗臉，可以消除臉部細菌、保持皮膚弱酸性，也能促進臉部血液循環，恢復皮膚的光澤和彈性，達到增強皮膚活力的效用。不過這樣的方法不適用於乾性肌膚的人，因為若是醋的比例過多，將有可能會對皮膚造成刺激。皮膚粗糙的人可以用五比一的比例混和醋與甘油，製成乳液，每天塗抹於臉上，就能讓臉部肌膚變得細嫩、減少皺紋。

養護頭髮

在水中加入醋來洗頭（五〇〇毫升的水加入二〇〇毫升的醋），可以改善脫髮、頭皮癢、頭皮屑，還能讓頭髮飄逸好整理。尤其針對染燙過後的頭髮特別有效。

指甲護理

將半茶匙醋加入溫水中，用來泡手或泡腳，之後再修剪手指甲跟腳趾甲，此時不僅方便修剪，也容易清除甲縫中的髒汙，指甲看起來也顯得光亮許多。

消除疲勞

在洗澡水中放入醋，會讓人在泡完澡後有肌肉放鬆、消除疲勞的感覺。因為醋可以加速人體的血液循環，提高紅血球攜帶氧氣的能力，改善身體各部位因為疲勞而導致的缺氧狀態，增強人體各系統的新陳代謝，幫助排出身體中的二氧化碳和廢氣，因而能使人體獲得放鬆、消除疲勞。

治療腳氣病、灰指甲

白米醋有殺菌的功效，加水稀釋後用來泡腳可以治療腳氣病、灰指甲等腳部病症。由於真菌最忌酸性環境，用白醋泡腳治療腳氣病，不僅療效快，而且不容易復發；若用來治療灰指甲，雖然療效時間較長，但也能有不錯的成果。

改善怕冷症狀

醋有促進人體血液循環的功效，用來泡腳可以改善怕冷症狀、祛除風濕，還能增強皮膚彈性，讓皮膚變得更光滑白嫩。

預防體臭

醋有殺菌的效果，能夠抑制容易滋生細菌的部位，即使流汗也不容易產生臭味。因此，若很介意腋下或腳底的臭味，可以將醋加入十倍的溫水中用來泡澡、泡腳。或是在每天一早，用沾醋的棉花擦拭腋下、清洗一下腳也很有效。

預防口臭

附著於牙齒的食物殘渣腐爛產生細菌，或是口中有蛀牙菌時都會產生口臭。醋有強大的殺菌力，能使口中保持清爽。用醋來漱口時可加水稀釋或是選用口味較佳的蘋果醋。

預防感冒

一旦覺得喉嚨有些乾澀、微疼時，可以在水中加入醋跟鹽，攪拌均勻後用來漱口。醋有殺菌效果，鹽有洗淨力，二者相輔相成，能發揮極大的效果，預防感冒。

消除肩膀酸痛

肩膀肌肉僵硬，血液循環不順暢，疲勞根源物質乳酸的增加會使得肩膀僵硬、酸痛。此時，除了平時可喝醋來改善，若想迅速改善疼痛，也可以將毛巾浸泡在加入醋的熱水中，擰半乾後敷在肩上。特別是在剛洗完澡，趁身體溫熱時進行，更能促進血液循環，放鬆肩膀。

治療扭傷、撞傷

扭傷或撞傷時，若出現有發熱、疼痛、腫脹的現象，可以用醋和麵粉自製冷敷藥布進行冷敷。

製作方法是將醋慢慢加入麵粉中調拌至柔軟後敷到布上，貼於患部。需要留意的是，這種冷敷法並不適用於膝蓋等慢性疼痛。

改善口腔炎

口腔若發炎，可用加水稀釋過的醋來漱口。但注意，最好能在傷口較小時進行，因為若發炎部分過大，碰到酸時會產生強烈的刺痛感。但在傷口還小時利用醋殺菌，可以避免傷口過大。

改善香港腳

香港腳是真菌白癬菌（黴菌）感染皮膚所引起的一種皮膚病，所以有強大殺菌力的醋對治療香港腳很有療效。

進行的方式是先用肥皂把腳洗乾淨，將未稀釋的醋加熱到四十度，再把腳放進去泡二十分鐘。香港腳的治療要花費一點時間，所以可能需要每天持續泡腳至半年左右。

改善青春痘

醋的殺菌力可以消除青春痘。青春痘是細菌附著於毛細孔所造成的，藉由醋的殺菌力量，就能改善情況。

進行的方法是在洗完臉之後，以紗布或棉花棒沾稀釋過的醋水來擦拭青春痘。但敏感肌膚的人要注意有可能會出現斑疹。

去除頭皮屑

要防止頭皮屑，除了靠洗頭，還能在洗完頭後，用水稀釋醋，針對出現較多頭皮屑的部位進行按摩。這麼做不僅能滋潤頭皮，也能藉由醋的抗菌效果，防止雜菌繁殖，保持清潔。

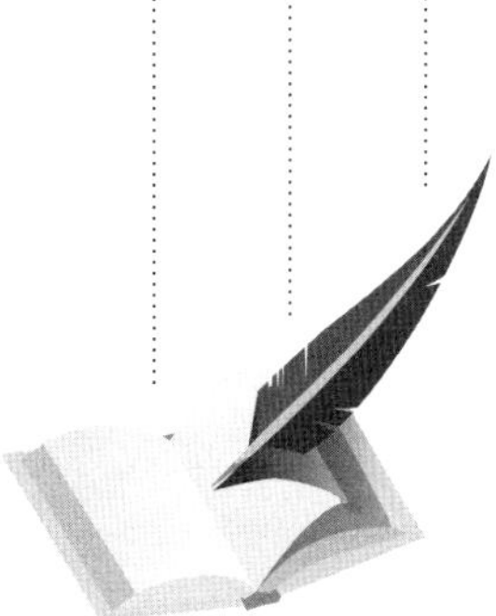

Note

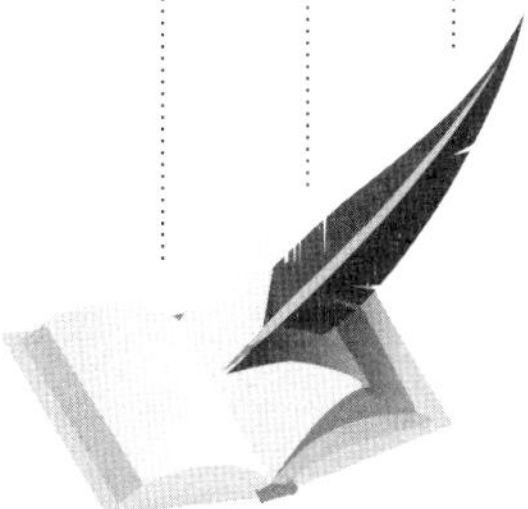

國家圖書館出版品預行編目資料

養生醋自己泡/ 素人天然食研究會作. -- 初版.
-- 新北市 : 世茂, 2017.10
面； 公分. -- (生活健康 ; B424)
ISBN 978-986-94805-6-7(平裝)

1. 醋 2. 健康法 3. 食療

411.4 106011275

生活健康B424

養生醋自己泡

作　　者 / 素人天然食研究會
審 訂 者 / 王玫君
主　　編 / 陳文君
責任編輯 / 楊鈺儀
封面設計 / 林芷伊
出 版 者 / 世茂出版有限公司
地　　址 / (231)新北市新店區民生路19號5樓
電　　話 / (02)2218-3277
傳　　真 / (02)2218-3239（訂書專線）、(02)2218-7539
劃撥帳號 / 19911841
戶　　名 / 世茂出版有限公司
世茂網站 / www.coolbooks.com.tw
排版製版 / 辰皓國際出版製作有限公司
印　　刷 / 祥新印刷股份有限公司
初版一刷 / 2017年10月

I S B N / 978-986-94805-6-7
定　　價 / 260元

Printed in Taiwan